BABYS ERSTES JAHR!
12 SPANNENDE MONATE

2. Auflage Juli 2020

ISBN: 9-798-69162-054-6

Sonja und Alexander Uhlmann

BABYS ERSTES JAHR!
12 SPANNENDE MONATE

Das große Baby Buch über Ernährung, Entwicklung, Gesundheit, den Alltag und vieles mehr für ein wundervolles erstes Jahr. Inkl. Ernährungsplan

Inhaltsverzeichnis

VORWORT

„Zwei Dinge sollten Kinder von ihren Eltern bekommen: Wurzeln und Flügel.“

- Johann Wolfgang von Goethe -

Liebe Eltern - Euer Baby ist da - **Herzlichen Glückwunsch!**

Eine wunderbare Zeit voller „Erster Male“ liegt vor Euch. Mit diesem Ratgeber wollen wir einen Wegbegleiter schaffen, der eine tolle Bereicherung in dieser wohl aufregendsten Zeit des Lebens darstellt. Mit diesem Buch steht Euch ein Hilfsmittel zur Verfügung, das Ihr bei den großen und kleinen Fragen, die sich im Laufe der Zeit ergeben werden, zu Rate ziehen könnt. Es tauchen viele Themen auf, die vielleicht noch nicht ganz geklärt sind: Ernährung, Körperhygiene, der Schlaf des Kindes und natürlich welche Termine unumgänglich sind. Keine Sorge, Ihr werdet damit nicht allein gelassen.

Viel Spaß beim tollsten Abenteuer auf dieser Welt – dem mit Eurem Kind!

Den ersten Tagen mit Eurem Baby liegt ein ganz besonderer Zauber inne. In dieser Zeit ist es besonders wichtig, die Verbindung zum Baby aufzubauen, die das Urvertrauen fördert. Man nennt diesen Vorgang „Bonding“, die stärkste Verbindung aufbauen, die man nur einmal erleben kann – die Verbindung zwischen Mutter und Kind. Durch die Liebe, Fürsorge und Zärtlichkeit fühlt sich der kleine Schatz wohlbehütet und kann ganz unbedarft ins Leben starten. Sorgt dafür, dass das neue Familienmitglied einen ruhigen Start ins Leben hat. Stress wird dieses Menschenkind später noch oft genug erleben können. Denkt daran, dass der optimale Start ins Leben zu 100 % von Euch abhängig ist und seid versichert, dass Ihr diesen Einsatz vielfach zurückerhalten werdet.

ERNÄHRUNG – STILLEN UND ZUFÜTTERN

Neugeborene benötigen besonders viel Liebe, Zuwendung, Körperkontakt und Nahrung. Letztere wird genau genommen von Mutter Natur gestellt, denn der Mensch gehört zu den Säugetieren und hat damit die Nahrung für seinen jüngsten Nachwuchs rein theoretisch immer dabei. Das Stillen ist die natürlichste Sache der Welt in puncto Ernährung, wird aber dennoch kontrovers diskutiert. Heute müssen sich Stillberaterinnen in den Geburtsvorbereitungskursen und auch nach der Geburt in den Krankenhäusern aberwitzigen Fragen stellen. So wird bereits vor der Geburt gefragt, wann denn frühestens abgestillt werden kann, da man auf Alkohol und Zigaretten nur ungern länger als nötig verzichtet. Dabei sollten die Fragen sich doch vielmehr darum drehen, wie sinnvoll das Füttern mit Muttermilch oder Milchersatznahrung ist und ob es Unterschiede zwischen diesen beiden Methoden gibt, die sich eventuell gravierend auf die Entwicklung des Kindes auswirken können.

Greifen wir an diesem Punkt doch einfach einmal vor. Wir können uns glücklich schätzen und sollten dankbar sein, dass wir die Wahl zwischen dem natürlichsten Nahrungsmittel der Welt und einer Vielzahl an Ersatzprodukten haben. Aber eines ist sicher: Nicht jede Frau kann stillen. Gesundheitliche Gründe können genauso tragend, wie die einfache Tatsache sein, dass in einigen Fällen die Milch, trotz aller Versuche, nicht fließen möchte. Hat man sich in früheren Zeiten eine Amme suchen müssen, kann man heute bereits während der ersten Tage zu guten Ersatzmilch-Produkten greifen.

Doch auch wenn man sich aus persönlichen Gründen dafür entscheidet, das Kind ausschließlich mit der Flasche zu füttern, sollte dies nicht hinterfragt und schon gar nicht ausdiskutiert werden. Jede Mutter, die sich hierfür entscheidet, wird einen guten Grund dafür haben. Niemandem steht es zu, diese Entscheidung zu hinterfragen oder anzuzweifeln. Wichtig ist doch nur, dass das Kind eine ausreichende Menge akzeptabler Nahrung erhält, um sich bestmöglich entwickeln zu können. Nicht mehr, aber auch nicht weniger.

Die Besonderheiten des Stillens wie auch der Fütterung mit der Flasche sollen im Folgenden erläutert werden. Es ist nicht einfach, die richtige Entscheidung zu treffen, doch sollte man für beide Optionen offen sein. Was würdet Ihr tun, wenn bereits nach einem Monat der Milchfluss versiegt und nicht wieder zum Fließen gebracht werden kann? Wer sich vollkommen gegen die Ersatznahrung sträubt, würde sich einige Optionen verbauen, wenn er sie vielleicht doch irgendwann einmal benötigt.
Viele Frauen, die zunächst stillen, müssen nach einiger Zeit feststellen, dass die Zusammensetzung der Milch nicht ausreicht, um das Kind zu sättigen. Und nun?

Liebe Eltern, es liegt in Eurer Verantwortung, dass das Baby satt wird. Neben dem Stillen gibt es von Anfang an verschiedene Möglichkeiten, dies zu bewerkstelligen. Wählt die Option für Euch und das Baby, die Euch am sinnvollsten erscheint und die in Euren persönlichen Alltag am besten hineinpasst.

Stillen

Stillen ist wohl das Natürlichste auf der Welt. Seit Anbeginn der Zeit haben Menschen Ihren Nachwuchs gestillt. Vor 1000 Jahren kannte man ja noch keine Fläschchen, geschweige denn künstlich hergestellte Säuglingsnahrung. Wenn es mit dem Stillen nicht geklappt hat, hat man eine Amme gesucht, die dann die Kinder gestillt hat. Während der Schwangerschaft bereitet sich der Körper bestens auf die kommende Stillzeit vor. Es ist der besondere Hormon-Cocktail, der für die optimale Vorbereitung sorgt. Durch die Muttermilch ist das Baby optimal mit den notwendigen Nährstoffen versorgt. Sie enthält wichtige Abwehrstoffe, durch die das Immunsystem des Kindes aufgebaut wird. Zudem vermindert sich das Allergierisiko durch das Stillen. Mindestens sechs Monate voll zu Stillen ist hier ein guter Rat.

Verläuft bei der Geburt alles problemlos, wird das Baby der Mutter schnellstmöglich auf den Bauch gelegt und kann sofort nach der Brust suchen. Viele Babys werden an der Brust nuckeln, als hätten sie nie etwas anderes getan. Die Entscheidung hierzu ist natürlich persönlich.

Diese ersten Berührungen sind besonders wichtig für Mutter und Kind. Sie sind das erste, konkrete Berühren. Zudem dienen sie dazu, die Produktion und Ausschüttung von Prolaktin und Oxytocin anzukurbeln. Sowohl der Milchfluss als auch die Milchproduktion werden auf diese Weise aktiviert.

Da das Stillen immens wichtig ist, solltet Ihr Euch bereits während der Schwangerschaft eingehend über das Stillen an sich wie auch die verschiedenen Stillpositionen informieren. Zu diesem ganzen Informationskomplex gehört auch das Beseitigen von Problemen, die beim Stillen auftauchen könnten.

Was ganz wichtig ist als Hinweis für Euch Mamas:

- Nutzt in der Schwangerschaftsvorbereitung bei der Hebamme auch die Kurse über das Stillen. Sie sind Gold wert.
- Verfallt nicht in Stress, denn das ist kontraproduktiv für die Milchbildung. Findet Wege, die den Stress nehmen.
- Lasst Euch nicht unter Druck setzen! Habt Geduld. Nicht immer klappt es gleich beim ersten Anlegen. Sei es, dass noch nicht ausreichend Milch vorhanden ist, oder dass andere Gründe im Vordergrund stehen. Versucht es einfach immer weiter und besprecht das Problem mit der Hebamme. Sie hat stets die besten Tipps parat.
- Du und Dein Baby seid ein Team. Sprich mit dem Kind darüber und sei Dir sicher, dass Ihr es schaffen werdet.

Der Milcheinschuss

Am Anfang bildet Ihr noch keine richtige Muttermilch. In den ersten Tagen bilden die Brüste das sogenannte Kolostrum. Hierbei handelt es sich um eine klare, gelbliche Flüssigkeit, welche sehr wichtige Abwehrstoffe beinhaltet und dafür sorgt, dass der Darm des Babys entleert wird. Dieser erste Stuhlgang nennt sich auch Kindspech. Erst jetzt beginnt der Darm des Kindes korrekt zu arbeiten.

Nach dem Kolostrum wird die sogenannte Übergangsmilch (sahnig-gelblichen Konsistenz) produziert. Gut zwei Wochen später kommt es dann zur Bildung weißlich-bläulicher Muttermilch, die in den nächsten Monaten die beste Nahrung des Babys darstellt.

Der Milcheinschuss führt oftmals zu prallen und druckempfindlichen Brüsten. Auch kann es zu Spannungen und leicht unangenehmen Ziehen in den Brüsten, sowie auch zu einem Temperaturanstieg kommen. Dies sollte aber nicht beunruhigen. Sollten diese Beschwerden jedoch anhalten, sind Gegenmaßnahmen notwendig. Für den Fall der Unsicherheit steht die Hebamme im Zuge der Nachbetreuung mit Rat und Tat zur Seite.

Manchmal macht man sich zu viele Gedanken, ob alles richtig ist. Viele natürliche Prozesse sind zunächst ungewohnt. Deshalb ist eine gewisse Eingewöhnungszeit zu akzeptieren. Das wird schon!

Wie bemerke ich, wenn mein Baby gestillt werden möchte?

Ein Grundbedürfnis, welches jedes Baby, jeder Mensch hat, ist der Drang nach Nahrung. Während sich die Großen jedoch bemerkbar machen können, muss das Neugeborene einen anderen Weg finden. Wie also kann es auf sich aufmerksam machen? Je nach Alter hat es unterschiedliche Optionen, seinen Hunger zum Ausdruck zu bringen:

- In der ersten Zeit öffnet das Neugeborene den Mund, streckt die Zunge Richtung Unterlippe und sucht mit der Kopfbewegung die Brust.
- Schon nach ein paar Wochen ist es in der Lage, sich mit Lauten die Aufmerksamkeit der Eltern zu sichern.
- Im weiteren Verlauf lernt das Baby, dass leise Töne nicht immer ausreichen. Deshalb gehen sie dazu über zu schreien, wenn sie hungrig sind.

Es ist ein guter Rat, dem Verlangen des Babys zügig nachzukommen. Aus diesem Grunde wird den Eltern geraten, das Kind stets zu den gleichen Zeiten bzw. in einem regelmäßigen Rhythmus zu stillen. Die Sache ist nämlich die, dass die Unruhe aufgrund des Hungers mit jeder Minute wächst. Je schneller also gestillt wird, desto entspannter kann das Stillen durchgeführt werden.

Wichtige Punkte für einen guten Start

Jedes Neugeborene hat ein Anrecht auf den bestmöglichen Start ins Leben. Dazu gehört natürlich auch ein regelmäßig gefüllter Magen. Die Natur hat diesbezüglich gut vorgesorgt. Als Mama ist es nun Eure Aufgabe, von Anfang an entspannt an das Stillen heran zu gehen. Warum? Nun, wer nervös wird, wenn er eine neue Aufgabe bewältigen soll, läuft Gefahr, unverzeihliche Fehler zu machen. In dieser Situation sollte aber gar keine Nervosität im Spiel sein. Klappt der erste Versuch nicht, wird ein zweiter unternommen. Danach werden die Hebamme oder die Kinderkrankenschwester gefragt. Sie werden Euch sehr gut beraten. Und mit einem Male habt Ihr beiden den Bogen raus und das Stillen klappt, als hättet Ihr nie etwas anderes gemacht. Prima! Jetzt steht dem alltäglichen Stillen nichts mehr im Wege. Sicherlich kann die eine oder andere Mahlzeit ein wenig holprig ablaufen. Dies ist von der Tagesverfassung der Mama und des Babys abhängig. Jeder hat einmal einen schlechten Tag. Kein Grund gleich abstillen zu wollen. Dieser Schritt erfolgt erst viel später. Die nächste Mahlzeit wird schon wieder besser klappen. Ihr werdet es schon sehen. Was am Anfang sehr schwer erscheint, ist nach kürzester Zeit eine der Lieblingsaufgaben des ganzen Tages.

Damit das Stillen gut funktioniert solltet Ihr auf ein paar Punkte achten:

- die richtige Stillposition (z. B. die Wiegehaltung mit der richtigen bequemen Umgebung auch für Euch, gerne auch mit Hilfe eines Stillkissens)
- Achtet darauf, das Baby bei jeder Mahlzeit an beiden Brüsten saugen zu lassen.
- Die Stillfrequenzen, was bedeutet, dass das Baby von der Brust gelöst wird, wenn es nicht mehr trinkt.
- das Bäuerchen nach dem Stillen: Beim Stillen wird übrigens weniger Luft verschluckt als beim Fläschchen füttern.
- Die Stillfrequenz während der Nacht: Diese kann unterschiedlich lang sein. In diesem Punkt ist jedes Kind ganz individuell.
- Stillen nach einem Kaiserschnitt ist genauso möglich wie nach einer natürlichen Geburt. In den ersten Tagen wird bei Schmerzen die Hebamme oder die Krankenschwester gefragt, welche Position keine bzw. am wenigsten Schmerzen bereitet. Probiert das einfach aus. Es wird sich schon das Passende finden lassen.
- Bei Frühchen besteht von Natur aus ein großer Nachholbedarf, da sie nicht mit einem durchschnittlichen Geburtsgewicht auf die Welt kommen. Ebenso sind noch nicht alle Körperfunktionen voll ausgebildet. Die Frühchen sollten so oft wie möglich an die Brust gelegt werden, da sie ja nur Kleinstmengen zu sich nehmen. So kann das Baby schnellstmöglich Gewicht zulegen.

Die richtige Stillposition

Viele Frauen haben vom Stillen überhaupt keine Vorstellung, auch wenn sie den Geburtsvorbereitungskurs absolviert haben. Nicht, weil sie nicht aufgepasst hätten, sondern weil Stillen ist etwas, das nicht vom Zuschauen erlernt werden kann. Neben den körperlichen Voraussetzungen und dem Zusammenspiel zwischen Mutter und Kind ist aber auch die Stillposition wichtig für den Erfolg. Viele

Mütter klagen darüber, dass sie im Schulter-Nacken-Bereich starke Verspannungen durch das Stillen bekommen und berichten immer wieder, dass das Kind während der Mahlzeit aus der optimalen Position herausrutscht.

Wie so oft ist nicht jede Position für jede Frau geeignet. Wie sitzt Ihr denn generell am liebsten: Auf dem Stuhl mit aufrechtem Rücken? Auf dem Sessel, sehr entspannt, aber gut gestützt? Oder eher leicht gechillt auf dem Sofa? Findet für Euch die beste Sitzposition, fügt das Stillkissen und danach das Kind hinzu. Der Papa kann dabei einmal kurz helfen. Funktioniert eine Position nicht so gut, probiert Ihr beim nächsten Mal eine andere aus.

Solltet Ihr wirklich keine Ahnung haben, wie es ohne Verrenkungen und Verspannungen vor sich gehen soll, ist es die Hebamme Eures Vertrauens, die hoffentlich wieder den passenden Tipp für Euch parat hat.

Was gibt es für Positionen:

Zurückgelegte Stillhaltung

So kann es aussehen, wenn das Kind gerade das Licht der Welt erblickt hat, auf Euren Bauch gelegt wurde und nun eigenständig versucht, eine der Brüste zu erreichen. Ja, es krabbelt tatsächlich über den Bauch, um die Distanz zu überbrücken. Man nennt dies den Stillinstinkt des Kindes. Die zurückgelegte Stillhaltung ist besonders schonend für Mutter und Kind. Natürlich muss für die Mutter gewährleistet sein, dass der Rücken gut von der Rückenlehne bzw. einem Kissenpolster gestützt wird. Hängt er durch, kommt es schnell zu Rückenschmerzen. So ist der bestmögliche Sessel oder die geräumige Couch eine sehr gute Wahl. Auf dem Stuhl ist sie eher unbequem. Genau genommen sucht es sich die beste Position selber aus. Wichtig bei dieser Stillhaltung ist Ruhe und Zeit. Somit ist sie eine Stillposition, die vornehmlich zu Hause ausgewählt wird. Diese Position kann bis zum Abstillen eingenommen werden. Sie ist nicht nur für Neugeborene bestens geeignet. Der große Vorteil für die Mama liegt nämlich darin, dass sie das Gewicht des Kindes nicht halten muss. Es liegt auf dem Bauch, weshalb sich dort auch sein Gewichtsschwerpunkt befindet. Sicherlich muss es besonders zu Beginn noch gestützt werden, damit es nicht abrutscht. Aber je älter das Kind wird, desto souveräner kann es auch ohne Festhalten auf diese Weise gestillt werden.

Wiegehaltung

Die Wiegehaltung ist gewissermaßen der Klassiker unter den Stillpositionen. Intuitiv nutzen die meisten Mütter zumindest zeitweise die Position, bei der das Baby auf dem Arm seitlich an die Brust angelegt wird. Der Vorteil liegt ganz klar in der Tatsache, dass diese Position unabhängig von der Sitzgelegenheit angewandt werden kann. Man muss allerdings sagen, dass sie gerade bei Neugeborenen manchmal nicht ganz einfach ist. Der Kopf des Kindes wird nicht unbedingt bestmöglich gestützt. Dies kann jedoch mittels eines Stillkissens ausgeglichen werden. Aber Achtung: Es kann schnell passieren, dass mit dem Stillkissen die Kinder schnell zu hoch liegen. Dies muss selbstverständlich korrigiert werden. Auch wenn dies die klassische Stillposition ist, sollte man anmerken, dass sie für viele Mütter unbequem ist. Schnell kann es zu Verspannungen im Schulter-Nacken-Bereich kommen. Ein Zustand, der sich leider auch nur selten wirklich bessert, da die Stillzeit ja nun ein wenig länger dauert. Um dem vorzubeugen, kann man bei jeder Mahlzeit eine andere Stillposition einnehmen.

Stillen im Liegen

Hierbei handelt es sich um eine sehr entspannte Position, da Ihr in Seitenlage liegt. Dadurch befinden sich der Mund des Babys und Eure Brustwarze beinahe exakt auf einer Höhe. Wenn nicht, genügt eine kleine Bewegung um dies auszugleichen. Nicht nur Frauen, die einen Kaiserschnitt hatten oder stark genäht werden mussten, empfinden diese Position als optimal, daher wird sie von vielen Frauen für das nächtliche Stillen eingenommen. Auch wenn es nicht Sinn der Sache ist, kann die Mutter während des Stillens ebenfalls einschlafen. Das ist schon in Ordnung. Auch tagsüber kann diese Position zu einigen zusätzlichen Schlafminuten führen, denn diese Lage eignet sich nicht nur für das Bett, sondern auch das Sofa, wenn es denn breit genug ist. Grundsätzlich kann auch in dieser Position schnell reagiert werden, wenn das Kind mit dem Trinken aufhört. Besonders wichtig ist für die Mama, dass sie nicht Gefahr läuft, Verspannungen davon zu tragen. Durch Kissen, Decken oder das Stillkissen kann sich die Mama stützen, sodass sie nicht in eine Richtung tendiert. Gut geschützt kann sie sich voll auf das Stillen und das trinkende Kind konzentrieren. Bei dieser Stillposition wird ganz deutlich, wie intensiv die Beziehung, die zwischen dem Kind und der Mutter besteht bzw. sich gerade bildet, tatsächlich ist.

Rückenhaltung

Diese Haltung wird auch Footballhaltung genannt. Das Kind liegt mit dem Kopf an der Brust, mit den Füßen zum Rücken der Mutter hin. Damit das Kind optimal liegen kann, wird am besten ein Stillkissen eingesetzt, worauf das Kind liegt. So ist es optimal gestützt, ohne dass Ihr die Kontrolle darüber verliert. Durch den Schutz und die Berührung der Mama kann sich das Baby entspannen und gut geschützt die Mahlzeit einnehmen. **Für Mehrlingsmütter ist diese Haltung besonders effektiv**, weil sie, nach kurzer Übungsphase am Anfang, in der Lage ist, zwei Kinder auf einmal zu stillen, denn alle drei sind rundum geschützt. Frauen, die einen Kaiserschnitt hatten, werden auf diese Weise sehr gut entlastet. Auch die Frühchen profitieren von dieser Position. In dieser können sie entspannt trinken, obwohl sie noch in allen Belangen die Unterstützung der Eltern benötigen. Mütter mit großen Brüsten profitieren ebenfalls von dieser Position. Das Kind kann den Milchfluss besser kontrollieren, die Brustwarze besser fassen.

Wann ist mein Baby satt?

Diese Frage beschäftigt nicht nur die Mütter, sondern natürlich auch die Väter und alle anderen Personen, die mit der Flasche füttern dürfen.

Beobachtet das Kind ganz genau, sowohl vor, während, als auch nach dem Stillen oder Füttern. Ihr werdet feststellen, dass nicht nur die Anzeichen für ein hungriges Baby absolut eindeutig sind. Während des Stillens wird Euch vermutlich auffallen, dass es sich immer weiter entspannt. Kein Wunder, der Magen füllt sich, wodurch die vorherige Unruhe sich verringert. Je mehr Milch getrunken wird, desto ruhiger wird das Baby. Ab einem bestimmten Punkt, der individuell variiert, trinkt es nur noch, gleichmäßig und mit kräftigen Zügen. Die stillende Mutter wird den Unterschied mit Sicherheit an der Stärke der Saugkraft merken.

Nun stellt sich natürlich die Frage, welches die Anzeichen für die Entspannung des Kindes sind. Das Kind wird die Fäuste öffnen. Zudem lockern sich Arme und Beine. Manchmal lassen sie sie wortwörtlich einfach nur noch herunterhängen. Viele Babys, je jünger, desto wahrscheinlicher, schlafen beim Stillen ein. In diesem Moment gehen sie vom Trinken ins Nuckeln über. Ob Ihr dies von Anfang an bemerkt, liegt an Eurer Feinfühligkeit. Es ist aber nicht schlimm, wenn es nicht bemerkt wird. Gerade direkt nach der Geburt geht vielen Babys beim Trinken schlichtweg die Kraft aus. Sie könnten noch mehr Milch vertragen, haben aber nicht die nötige Saugkraft. In diesem Fall ist ein kleines Nickerchen eine willkommene Pause, in der Kraft getankt werden kann. Danach wird die Brust gewechselt. Sollte das Baby bereits satt sein, wird es nicht mehr weiter trinken. Sicherlich ist dies für die Mutter nicht so schön, da nun eine Brust nicht geleert wird. Für das Baby ist es jedoch die richtige Entscheidung.

Während beim Stillen alles gut zu erspüren ist, kann das Füttern mit der Flasche diesbezüglich eventuell Probleme bereiten. Natürlich wird die Menge Milch angerührt, die für diese Mahlzeit vorgesehen ist. Keine Frage. Doch bedeutet dies ja nicht, dass das Kind auch alles trinkt. Auch bei der Flasche kann gespürt werden, wenn das Kind mit vollem Zug saugt. Beobachtet die Luftblasen, die in der Flasche aufsteigen oder schaut auf die Inhaltsanzeige, wie schnell hier die einzelnen Markierungen überschritten werden. Wenn sich gar nichts mehr tut, nehmt die Flasche einfach weg. Mitunter ist es so, dass das Baby nicht so viel trinken mag. Das bedeutet aber nicht automatisch, dass es krank ist oder irgendetwas anderes nicht in Ordnung ist. Vielleicht steckt es gerade in einer Entwicklungsphase. Wenn dem so ist, werdet Ihr feststellen, dass sich in den nächsten Tagen die geforderte Milchmenge steigert. Wird gestillt, bekommt man von der gesteigerten Milchmenge natürlich nichts mit. Das passiert automatisch. Sollte es dies nicht tun, kann es auch Zeit zum Zufüttern sein.

Wenn das Stillen Probleme macht

Bereits vor der Geburt machen sich viele Frauen Gedanken darüber, ob sie genug Milch haben werden, ob alles beim Stillen so funktionieren wird, wie man es am besten hinbekommt, dass das Baby niemals Hunger erleiden wird.

Mit dem ersten Vorurteil wollen wir gleich aufräumen: Es ist nicht schlimm, wenn ein Baby nicht sofort angelegt werden kann. Natürlich ist es für die eigenen Nerven, aber auch für das Baby wunderbar, wenn man sich so gut aufeinander einstellen konnte, dass schon beim kleinsten Anzeichen die nächste Stilleinheit starten kann. Meist ist dies jedoch Utopie. Atmet also tief durch, bereitet alles soweit vor und dann geht es erst los. Sicherlich kann man versuchen, mittels eines Zeitintervalls den optimalen Zeitpunkt zu finden. Diese Art der Organisation ist aber nicht jedermanns Sache.

Nun mag man sich fragen, was denn am Stillen so schwierig ist, dass es nicht klappen will. Hierfür kann es unterschiedliche Gründe geben.

- **Ein Frühchen**: Ist das Baby ein Frühchen, muss zunächst abgepumpt werden. Jedoch ist bei Frühgeburten der Körper noch nicht in jedem Fall auf das Stillen eingestellt, eben weil es noch zu früh ist. Hier ist Geduld und die optimale Unterstützung von Hebammen und Kinderkrankenschwestern gefragt. Sie wissen, was nun zu tun ist. Verschiedene homöopathische Mittel, aber auch Kräuter, vielleicht Akupunktur können helfen. Wichtig ist, sich diesem Experiment nicht alleine zu stellen. Es geht nicht nur um Euer Wohlbefinden, sondern vorrangig um das des Kindes. Leider kann die Psyche nicht immer kontrolliert werden, damit der Organismus einwandfrei funktioniert. Gibt es aufgrund der Frühgeburt psychische Probleme, kann durchaus der Milchfluss blockiert sein bzw. die Milchproduktion ausbleiben.

- **Zu kurzes Zungenbändchen des Kindes**: Dieses Problem tritt hin und wieder auf. Dadurch ist es dem Kind gar nicht oder nur mit Schwierigkeiten möglich, die Brustwarze zu umfassen und zu trinken. Hier ist eine ärztliche Diagnose notwendig, um eine Prognose erstellen zu können, ob sich das Problem „verwächst" oder ob ein chirurgischer Eingriff notwendig ist.
- **Das Kind hat nicht genügend Kraft**: Hier ist Geduld angeraten, natürlich unter Aufsicht von Hebamme und Kinderarzt. In den meisten Fällen ist das Kind in wenigen Tagen stark genug, um eigenständig zu trinken. Nur in seltenen Fällen ist es notwendig, auf die Flaschenfütterung überzugehen, da ein eigenständiges Trinken aus der Brust einfach nicht gelingen will.

Stillgruppen

Nicht immer klappt das Stillen so, wie man es sich zuvor vorgestellt hat. Da hilft auch der gute Rat der Hebamme nicht immer weiter. Deshalb kann es von Vorteil sein, sich einer Stillgruppe anzuschließen.

Was passiert in einer Stillgruppe? Mütter kommen mit ihren Neugeborenen zusammen. Vielleicht wird tatsächlich das eine oder andere Kind in dieser Zeit gestillt. Viel wichtiger ist aber der Austausch mit Gleichgesinnten. Wer sich gerne bei gemeinschaftlichen Treffen aufhält, kann sich bereits im Vorwege nach einer passenden Gruppe informieren. Garantiert weiß die Hebamme die richtige Antwort. Ein- bis zweimal die Woche finden diese Treffen statt.

Die Stillgruppen werden oftmals von einer Hebamme, einer Stillberaterin oder einer Kinderkrankenschwester geleitet. Auf diesem Wege ist bestmögliche Unterstützung gewährleistet.

Arzt

Den ersten Arzt lernt das Neugeborene direkt nach der Geburt kennen, bei der U1. Doch sobald es das Krankenhaus verlässt, wird es einen neuen Arzt kennenlernen. Dieser wird sich ab der U2, falls diese noch nicht im Krankenhaus stattgefunden hat, um das Kind kümmern. Es kann in einigen Regionen des Landes wichtig sein, sich bereits vor dem Geburtstermin nach einem guten Kinderarzt, der auch noch neue Patienten aufnimmt, umzusehen. Leider gibt es immer wieder Kinderärzte, die neue Patienten abweisen, da sie bereits am Ende ihrer Kapazitäten angelangt sind. Hierzu sollte man aber eines wissen:

Für die U3 DARF ein Kinderarzt keinen kleinen Patienten ablehnen. Zumindest dieser Termin kann also definitiv wahrgenommen werden.

Für die Wahl des Kinderarztes sollte man seinem Instinkt, aber auch den Informationen von Freunden und Verwandten, wie auch der Hebamme vertrauen. Insbesondere die Hebamme, die ja ebenfalls eine wichtige Vertrauensperson ist / war, sollte nach einem guten Kinderarzt befragt werden. Sie kennt die verschiedenen Ärzte der Umgebung und kann einschätzen, ob man zusammenpasst.

Nun stellt sich natürlich die Frage, warum ein fester Kinderarzt benötigt wird. Selbstverständlich hofft man, dass man ihn nur zu den U-Untersuchungen sehen wird, aber gerade Kinder kränkeln schnell einmal, sodass ärztlicher Rat benötigt wird. Damit man sicher gehen kann, auch tatsächlich innerhalb der Sprechstunde vorstellig werden zu können, ist es besser, einen festen Kinderarzt zu konsultieren. Man muss bedenken, dass die „normalen" Allgemeinärzte nicht immer für die Kleinsten da sind. Sie nehmen die Patienten oftmals erst ab dem 8. oder 9 Lebensjahr in die Praxis auf. Zudem sind die Kinderärzte wie auch ihre Assistenten auf den Umgang mit Kindern geschult. Hier ist man mit seinem Baby bestens aufgehoben und alle U-Untersuchungen werden durchgeführt, aber auch alle akuten Erkrankungen professionell untersucht und behandelt.

Denkt daran, dass Ihr für die Wahl des Kinderarztes verantwortlich seid. Ihr müsst Euch bei ihm genauso wohl und sicher fühlen wie das Kind.

Alles, rund um die Mama

Nun haben wir uns ausführlich um das Baby gekümmert. Wer aber kümmert sich um die Mama? Sicherlich: Jede Mama ist anfänglich so voller Glückshormone, dass es ihr oftmals entgeht, sich selber als liebenswerte, wunderschöne Person zu sehen. Denn im Moment ist sie nicht nur die Nahrungslieferantin, sondern auch noch die oberste Dienerin für den kleinen Freggel. Richtig – es ist die schönste Aufgabe der Welt und doch möchte man sich selber natürlich nicht aufgeben. Auch die Mamas haben Bedürfnisse, die erfüllt werden müssen. Nicht nur die Grundbedürfnisse wie Nahrung und das gelegentliche, ungestörte Duschen gehört dazu. Viele Mütter neigen dazu, perfekt sein zu wollen. Dabei können gerade jetzt ein paar Abstriche gemacht werden, die niemand übel nehmen würde. So ist es nicht zwingend notwendig, für das Kind toll geschminkt und gestylt durch das Haus zu laufen. Der Trainingsanzug oder eine andere legere Kleidung reichen vollkommen aus. Auch der Frühjahrsputz darf in diesem Jahr kleiner ausfallen als sonst. Der Großputz kann warten. Ebenso das Renovieren. Habt Ihr es bis zum Zeitpunkt der Geburt nicht geschafft, kann es jetzt noch einige Zeit warten, oder nicht?

Stellen wir doch einmal die Aufgabenverteilung ganz deutlich fest: Die Mama kümmert sich, insbesondere in der ersten Zeit nach der Geburt, vorrangig um das Kind und um sich selber. Viele Dinge wird der Papa mit Freuden abnehmen, damit seine beiden liebsten Menschen auf der Welt, gut miteinander auskommen lernen. Im Laufe der Zeit wird die Mama natürlich wieder mehr Aufgaben übernehmen. Trotzdem hat sie die Pflicht, gut auf sich zu achten. Hierzu gehört die Pflege von Körper, Geist und Seele. Keine Frau sollte ausschließlich auf das Mutter-Sein reduziert werden, es sei denn, sie möchte es genauso haben.

Ja, jede Mama wird ihren Weg durch diese Stolperstrecke finden, keine Frage. Sie soll sich auf diesem Weg aber nicht verlieren. Nein, sie wird nicht die Frau sein, die sie beim Kennenlernen des Ehegatten oder am Arbeitsplatz gewesen ist. Aber der innerste Kern ist gleichgeblieben. Auch er will genährt, gehegt und gepflegt werden, damit er nicht verloren geht. Die Aufgabe des Papas in diesem Punkt ist, seine Partnerin immer wieder daran zu erinnern, dass sie auch Verantwortung für sich selber übernehmen muss. Eigentlich unvorstellbar, dass man sich selber vergisst. Aber diversen Mamas geht es genauso, ohne dass sie es jemals bemerkt hätten.

Die optimale Ernährung der Mama

Das Baby erhält seine Nährstoffe über die Muttermilch. Es ist wichtig, sich mit der Ernährung zu befassen, da sie gerade jetzt besonders wichtig ist, um dem Kind den bestmöglichen Start zu bieten. Verschiedene Lebensmittel sollten daher nun im Mittelpunkt der Ernährung stehen, damit es nicht zu Mangelerscheinungen des Kindes kommt.

Was also sollte zu einer optimalen Ernährung der Mutter dazu gehören?

Wir hören immer von einer ausgewogenen Ernährung. Dazu gehört natürlich ein großer Anteil Obst und Gemüse. Hierbei sollte auf Lebensmittel geachtet werden, die der Schonkost angehören und keinerlei Blähungen verursachen. Ansonsten ist die Zusammenstellung natürlich den persönlichen Gepflogenheiten anzupassen. Ebenfalls sollte nun zweimal pro Woche Fisch auf den Speiseplan stehen. Bevorzugt sollte hier auf Seefisch zurückgegriffen werden, da dieser gut für die Jodversorgung und damit für ein gutfunktionierende Schilddrüse verantwortlich ist.

Vollkornprodukte gehören ebenfalls zu den Grundnahrungsmitteln, weil sie Mutter und Kind mit wichtigen Ballaststoffen, Eisen, sowie Vitaminen, die nicht nur für die Verdauung, sondern auch den Stoffwechsel sowie die Blutbildung und die Nervenentwicklung sind, versorgen.

Um die Entwicklung der Zähne und Knochen des Babys zu optimieren, ist es wichtig, auch Lebensmittel, die den Kalziumstoffwechsel fördern, in ausreichender Menge zu sich zu nehmen. Hierzu zählen unter anderem Brokkoli, Kohlrabi, Spinat, Sprossen, Obst, Sauermilchprodukte und Fisch mit hohem Fettgehalt, wie z.B. Heilbutt oder auch Makrele. Bei Lachs sollte man darauf achten, aus welcher Haltung er stammt, da er mit Schadstoffen belastet sein könnte. Grundsätzlich wird empfohlen, frische Produkte aus der Region, möglichst mit Bio-Qualität, zu konsumieren.

So selbstverständlich die ausgewogene Ernährung sein sollte, so selbstverständlich ist auch der absolute Verzicht auf Alkohol und Zigaretten. Auch Zucker, Naschies und Junk-Food sollten nur in Maßen konsumiert werden.
ACHTUNG: Für alle Mütter, die rauchen und gerne ein kleines Schlückchen Alkohol zu sich nehmen. Diese Problematik sollte bereits in der Schwangerschaft mit der Hebamme oder dem Frauenarzt besprochen werden. Eine Abstinenz von heute auf morgen ist für beide nicht gesund – weder für die Mutter noch für das Kind. Und doch gibt es natürlich individuelle Lösungen!

Mütter wissen eigentlich instinktiv, was ihnen und ihrem Baby gut tut. Wie im „echten Leben" auch, ist es natürlich möglich, sich hin und wieder eine Ausnahme zu gönnen. Diese sollte dann genossen werden, doch sollten lange Intervalle zwischen diesen Genussphasen sein. Und mal ehrlich: So lange ist die Zeitspanne nicht, in der das Kind gestillt werden sollte. 6 Monate, vielleicht ein Jahr. Dies kann man leicht überbrücken, denn schließlich weiß man, warum man es tut, nicht wahr? Und sollte doch einmal etwas Falsches auf den Tisch gekommen sein, werdet Ihr an der Reaktion des Babys feststellen können, ob es ihm bekommt oder nicht.

Sollte es doch mal zu Blähungen oder sogar zu einer Kolik bei dem Baby kommen, könnt Ihr bei kleineren Beschwerden eine Bauchmassage ausprobieren oder versuchen, die Kleinen durch Anwinkeln der Beinchen von den Blähungen zu befreien. Es hilft auch Wärme, etwa ein warmes Kirschkernkissen oder eine lauwarme Wärmflasche. Besonders hilfreich ist das Tragen des Kindes in der Fliegerposition, da ein natürlicher Druck auf den Bauch ausgeübt wird, der die Blähungen austreiben kann.

Wenn alles nichts hilft, dann bitte gerne den Kinderarzt oder die Hebamme zu Rate ziehen, denn bei Koliken sollte sich das ein Experte anschauen und dann entsprechende Schritte in die Wege leiten bzw. die entsprechenden Medikamente verordnen.

Aber auch hier entscheidet Ihr über das Wohl des Kindes. Manchmal ist ein Gang zum Arzt besser, als dass das Kind unnötige Schmerzen ertragen muss.

Kurz zusammengefasst solltet Ihr also bitte Folgendes regelmäßig essen bzw. auf Einiges auch verzichten:

- 2 x die Woche Fisch; gerne Seefisch
- Vollkornprodukte
- Lebensmittel, die den Kalziumstoffwechsel fördern
- Jodiertes Speisesalz
- Ausreichend trinken (am besten ungesüßte Getränke)
- Zucker in Maßen
- Alkohol und Zigaretten sollten absolut tabu sein.

Mama wird mal krank

Während des Stillens kann es natürlich auch vorkommen, dass die Mama mal krank wird. Zwar wird gesagt, dass Mütter während der Stillphase über eine ganz besondere Immunität verfügen, dennoch aber kann es vorkommen.

Je nach Krankheit könnt Ihr auf pflanzliche Medikamente oder Homöopathie zurückgreifen. Ja, es ist wieder die Hebamme, die mit vielen Tipps helfend zur Seite steht. Wer lieber auf die Schulmedizin vertraut, geht entsprechend zu seinem Hausarzt bzw. Gynäkologen. In jedem Fall ist es wichtig, den Behandler von der Stillzeit zu informieren. Der Grund dafür liegt in den Medikamenten, die eventuell verschrieben werden müssen. Nicht alle können in der Stillzeit eingesetzt werden, da sie über die Muttermilch auch auf das Kind einwirken könnten.

Bei Erkrankungen in der Stillzeit sollte nach dem Grundsatz „Je weniger Medikamente, desto besser!“ gehandelt werden. Gerade deshalb sind die naturheilkundlichen Tipps der Hebamme zu bevorzugen, nur leider nicht bei jeder Erkrankung die richtige Wahl.

Die richtige Pflege der Brüste

Während des Stillens ist auch die richtige Pflege der Brüste wichtig. In dieser Phase brauchen sie mehr Pflege denn je, da das Stillen eine nicht alltägliche Situation für die Brustwarzen darstellt.

Solltet Ihr zu den Mamas gehören, die gerne baden, solltet Ihr bitte darauf verzichten, solange der Wochenfluss andauert. Die Brüste könnten mit Keimen in Berührung kommen, die wiederum zu Infektionen führen. Diese würde sich beim Stillen auf das Baby übertragen. Ein Teufelskreis, der gar nicht erst begonnen werden muss.

Duschen stellt in dieser Zeit kein Problem dar, da die Brüste mit klarem Wasser abgewaschen werden. Bitte verzichtet auf Seife. Diese beeinträchtigt den Säuremantel der Haut. Dadurch könnten die Brustwarzen austrocken oder rissig werden. Zudem verweigern einige Babys die Brust, wenn sie den Geruch von Seife oder Duschgel beim Stillen in die Nase bekommen.

Bei einigen Müttern, sind bestimmt die Brüste durch den Milchfluss um ein oder sogar um zwei Körbchengrößen angewachsen. Es wird daher ein gutsitzenden Still-BH empfohlen. Dieser entlastet den Rücken und stützt gleichzeitig die Brüste, sodass das Bindegewebe nicht unnötig belastet wird.

Der Rücken wird im ersten Lebensjahr des Kindes ohnehin stark in Anspruch genommen. Nicht nur die schwereren Brüste, auch das Herumtragen des Kindes, egal ob mit oder ohne Tragehilfe, setzen ihm ganz schön zu. Diverse Gymnastikübungen empfehlen sich, um den Rücken wieder geschmeidig zu machen und zu stärken. Der Still-BH sollte entsprechend gut und sorgfältig ausgewählt werden. Das Verwenden von Stilleinlagen wird empfohlen, da doch immer wieder einmal ungewollt und stets zum falschen

Zeitpunkt Milch austreten kann. Es ist unbedingt darauf zu achten, dass der Still-BH sowie auch die Stilleinlagen stets sofort gewechselt werden, sobald sie durchnässt sind. Zu schnell könnten sich Bakterien bilden, die zur Brustwarzenentzündung führen können.

Trotz aller Vorsichtsmaßnahmen kann es einmal passieren, dass die Brustwarzen wund sind. Nun gilt es, vorsichtig vorzugehen. Zum einen muss das Kind zufrieden gestellt werden, zum anderen müssen die Brustwarzen besonders gepflegt und eventuell geschont werden. Natürlich ist es schwierig, den Stillrhythmus zu unterbrechen bzw. ihn zu verlängern. Nicht jedes Baby macht da ohne Widerstand mit. So kann ein Unwillen mit ein wenig Wasser oder ungesüßtem Tee, am besten Anis-Kümmel-Fenchel-Tee, überbrückt werden. Es darf aber wirklich nur wenig gegeben werden, damit der Magen des Babys nicht zu sehr gefüllt wird. Es geht ja nicht um einen Mahlzeitersatz, sondern nur um eine Beruhigung.

Einer auftretenden Brustentzündung (Mastitis) könnt Ihr entgegenwirken, indem Ihr die Stillpositionen wechselt. Dadurch werden die Brüste gleichermaßen belastet. Auf diese Weise kann ein Milchstau, der zu der Mastitis führt, verhindert werden. Lasst die restliche Milch sowie den Speichel nach dem Stillen antrocknen, denn auch hier hat die Muttermilch heilende Wirkung. Zudem helfen Brustmassagen. Sie lösen die Blockade, die zum Milchstau geführt haben. Die Hebamme zeigt gerne, wie diese Massage selber durchgeführt werden kann. Des Weiteren sind Schafwolle wie auch Lanolin-Brustwarzensalbe empfehlenswert. Beides ist vollkommen ungefährlich für das Kind. Wenn möglich, gönnt Euren Brüsten auch mal ein Sonnenbad. Alternativ kann die Rotlichtlampe eingesetzt werden.

Der Milchstau

Ihr habt bestimmt von anderen Müttern schon gehört, dass es so etwas wie einen Milchstau gibt. Ein Milchstau kann entstehen, wenn die Milchkanäle nicht richtig geleert werden und sich so nun tatsächlich die Milch staut. Er macht sich meist durch Schmerzen in der Brust bemerkbar, der auch nicht gelindert wird, nachdem das Baby getrunken hat.

Warme Umschläge, die für ca. 10 Minuten auf die Brüste gelegt werden, verschaffen Erleichterung. Trinkt eine Tasse Salbeitee über den Tag verteilt, denn das bremst die Milchproduktion auch ein wenig. Dies ist natürlich nur dann angesagt, wenn eine zu große Milchproduktion vorhanden ist. Quarkwickel sind ein altbewährtes Hausmittel, welche als Alternative eingesetzt werden können.

Wenn Alles nichts hilft, dann bleibt nur noch der Gang zum Arzt. Er verschreibt dann, wenn nötig, auch ein Antibiotikum, das natürlich dem Kind nicht schadet. Dies ist aber natürlich von der letztlichen Diagnose abhängig. Auch wenn das Antibiotikum, das in der Stillphase eingesetzt wird, für das Kind unbedenklich ist, sollte es die letzte Möglichkeit darstellen.

Hier nochmal die wichtigsten Hilfestellungen bei einem Milchstau

- gönnt Euch Ruhe
- macht warme Wickel vor dem Stillen
- Quarkwickel zum Kühlen der Brust
- nehmt ein Brustbad oder eine warme Dusche
- massiert die Brüste sanft, um die Verhärtungen zu lösen
- in manchen Fällen hilft auch sanftes Abpumpen mit einer Milchpumpe
- legt das Baby oft an, so dass sich der Milchstau löst
- kontaktiert auf jeden Fall den Arzt, wenn sich keine Besserung einstellt

Zu wenig Milch

Egal, wie toll es mit dem Stillen klappt, es kann durchaus zu Phasen kommen, in dem ihr der Meinung seid, dass Ihr zu wenig Milch produziert. Es gibt dafür unterschiedliche Ursachen und zum Glück auch die zugehörigen Lösungswege!

Jedes Baby hat Wachstumsschübe, die für die Mutter zur Folge haben, dass es gefühlt rund um die Uhr an die Brust will und saugt. Natürlich kann die Milchproduktion nicht per sofort um Einiges erhöht werden. Er benötigt einige Zeit, um sich auf die erhöhte Milchproduktion einzustellen. In dieser Zeit ist es dennoch notwendig, dem Kind ausreichend Nahrung zur Verfügung zu stellen. Gerade in den ersten Monaten scheint diese Phase alle Nase lang einzutreten.

In diesen Situationen hilft nur Durchhalten. Zum Glück ist diese Phase meist nach 48 Stunden überstanden. Die Milchkonsistenz passt sich wieder an. Das Baby wird wieder satt.

Um dies zu erreichen, muss es oft an die Brust angelegt werden, so dass die Milchproduktion entsprechend gefördert wird. Zudem können Tees eingenommen werden, die ebenfalls die Milchproduktion fördern: Stilltees, Hühnerbrühe und Malzbier. Weiterhin sollten folgende Nahrungsmittel verstärkt auf dem Speiseplan erscheinen: Kartoffelprodukte, Reis, Gries, Hafer und Gerste, aber auch Brennnesseln, Anis, Majoran, Bockshornklee, Kümmel, Fenchel und Gartenraute

Die Hebamme hat in dieser anstrengenden Phase gute Tipps für die Behebung des Milchmangels. Es ist es auch wichtig, die Ursache für die schleppende Milchproduktion zu finden. Nicht immer liegt es an einer Wachstumsphase des Kindes.

Eine weitere Ursache für mangelnde Milchproduktion kann aber auch eine Stresssituation sein, derer die Mutter ausgesetzt ist. Hier hilft in den meisten Fällen eine kleine Auszeit, in denen man sich eine warme Dusche oder einfach ein paar Yoga-Übungen gönnt.

Aber ihr wisst am besten, wie Ihr Euch eine kleine Ruhezeit gönnt in der Ihr wieder Kraft schöpfen könnt.

Auf jeden Fall setzt Euch nicht unter Stress, weil nicht alles sauber ist, Euer bisher so perfektes Zuhause nicht nach „Schöner Wohnen“ aussieht bzw. sich die Wäsche meterweise türmt. Jetzt ist das einfach so, da an oberste Priorität Euer Baby gerückt ist. „Ordentlich“ saubermachen kann man später noch. Es kommen auch wieder andere Zeiten, in denen man sich wieder gewissenhaft darum kümmern kann, dass auch der Haushalt nicht ganz liegen bleibt. Vielleicht hilft der Papa in dieser Zeit mal mehr mit, so dass die Mama mehr Zeit fürs Baby und auch sich selbst hat. Gerade in den ersten Wochen ist dies eine große Hilfe. Und seien wir mal ganz ehrlich! Die meisten Männer fühlen sich ein wenig ausgeschlossen in dieser Stillsituation. Sie sind dankbar, wenn sie ihrer Frau so profane Dinge wie Einkaufen oder Staubwischen abnehmen dürfen. Das strahlende und dankbare Lächeln nehmen sie dann stolz entgegen.

Mitunter kann es auch vorkommen, dass das Kind, das gerade in eine neue Wachstumsphase kommt, keine ausreichende Kraft aufbringen kann, um die Milchproduktion weiter anzuregen. Mit Hilfe von Brustmassagen kann dieser Vorgang unterstützt werden.

Dies funktioniert, wenn man die Brust mit Daumen und Zeigefinger einer Hand außerhalb des Warzenhofs Richtung Brustkorb drückt. Anschließend wieder mit Daumen und Zeigefinger hin zur Brustwarze streichen bis wieder tropfenweise Milch aus der ihr tropft. Ruhe ist hier nach wie vor der beste Rat!

Wenn es auch nicht klappen will mit dem Stillen - verzweifelt nicht! Auch hier steht Euch die Hebamme mit Rat und Tat zur Seite.

Zu viel Milch

Es kommt im gegenteiligen Fall auch dazu, dass Eure Brust regelrecht überläuft. Solltet Ihr temporär zu diesen Mamas gehören, die zu viel Milch produzieren, kann auch hier geholfen werden. In solchen Fällen bitte nicht abpumpen. Das führt dazu, dass noch mehr Milch produziert wird und das wäre hier ja kontraproduktiv.

In solchen Fällen sollte versucht werden, die Milchproduktion zu reduzieren und das könnt Ihr dadurch erreichen, in dem Ihr das Baby zeitweise nur an einer Seite stillt, so dass dadurch die Produktion insgesamt verringert wird. Zögert das Stillen hinaus, so dass mit der Zeit weniger Milch produziert wird. Weniger zu trinken ist auch ein Lösungsansatz, der aber meist nur schwer umzusetzen ist, denn als Mama hat man nun mal Durst. Wer sich gerne einen Salbeitee aufbrüht, kann zwei Fliegen mit einer Klappe schlagen, denn wie gesagt, ist Salbeitee in der Lage, die Milchproduktion zu reduzieren und den Durst zu löschen.

Eine weitere Option wäre das so genannte Blockstillen. Hierbei wird das Kind lediglich an einer Seite angelegt. Diese Brust darf es nun restlos leer trinken. Bei der nächsten Mahlzeit gibt es die Milch aus der anderen Brust. So wird das Kind immer satt und zur gleichen Zeit hat der Körper die Möglichkeit, sich auf den verringerten Bedarf einzustellen. Bereits nach 24 Stunden kann die Umstellung erfolgt sein, sodass weniger Milch fließt. Parallel ist darauf zu achten, dass es durch das Blockstillen nicht einem Milchstau oder einer Brustentzündung kommt.

Abpumpen mit einer Milchpumpe

Jetzt kommt ein Thema, das für die meisten Mamas sicher mit Unbehagen verbunden ist. Das Abpumpen mit einer Milchpunkte solltet Ihr aber unbedingt in Betracht ziehen, wenn es denn von Nöten sein sollte. Aber auch nur dann. Sie „vorsorglich“ zu besorgen und sich schon vor der Geburt den Kopf darüber zu zerbrechen, ist nicht notwendig. Die einzige Ausnahme bildet die häusliche Situation, in der es einfach unumgänglich ist, regelmäßig abzupumpen.

Aber selbst dann sind zu viele Gedanken eher hinderlich. Hier einfach bei der Hebamme oder in der Apotheke Eures Vertrauens mal nachfragen, welche Modelle es gibt und welche passend wären.

Wichtig ist, vor dem Anlegen, die Pumpe auf der Innenseite gut anzufeuchten, so dass die Brust besser hineingleiten kann. Wenn man im gleichen Zug die andere Brust dazu anregt, Milch zu produzieren, kommt der Milchfluss insgesamt besser in Gang. Immer sollte man jedoch darauf achten, dass man die Pumpe nicht zu stark einstellt, um die Brust nicht zu verletzen.

Falls Ihr mit der Pumpe nicht zurechtkommt, dann fragt einfach Eure Hebamme um Hilfe. Sie bietet gerne Unterstützung an, so dass das Baby immer ausreichend mit Muttermilch versorgt wird.

Es gibt verschiedene Gründe, warum ein Abpumpen notwendig werden kann. Persönliche, aber auch medizinisch bedingte. Wie auch immer, abpumpen ist nichts Schlimmes, nichts Dramatisches.

Sollte das Baby immer noch nicht satt werden, was sowohl an der Milchmenge, aber auch an der Zusammensetzung der Milch liegen kann, ist mit der Hebamme und dem Kinderarzt die Entscheidung zu treffen, zuzufüttern oder andere Methoden zur Steigerung der Milchproduktion zu nutzen.

Mama ist unterwegs – ohne Baby

Natürlich ist bei dem Gedanken ans Stillen nicht bedacht worden, dass die Mama auch mal unterwegs sein könnte, wenn das Baby Hunger hat.

Eine Mama kann auch nicht rund um die Uhr nonstop anwesend sein. Natürlich darf eine Mama mal Einkaufen oder mit ihren Freundinnen ins Kino gehen. Idealerweise wird dies so geplant, dass das Baby direkt vor der Abfahrt noch einmal gestillt wird. Da der normale Zyklus zwischen den Mahlzeiten mit 4 Stunden empfohlen wird, ist danach ausreichend Zeit, um Kind und Haushalt einmal hinter sich zu lassen. Alternativ kann abgepumpt werden, sodass für eine weitere Mahlzeit gesorgt ist. Die Milch ist im Kühlschrank zu lagern. Um Keimbildung zu vermeiden, achtet bitte auf die unten aufgezeigte Tabelle, aus der Ihr herauslesen könnt, wie lange Milch, je nach Lagerhaltung, haltbar ist.

Bevor Ihr aber auf die Piste geht, wäre es ratsam, vorher mal auszuprobieren, ob Euer Baby das Fläschchen auch nimmt und daraus trinkt. Gerade bei den ersten Malen, an denen das Baby die Flasche erhält, kann es zu Abwehrreaktionen kommen. Selbstverständlich ist die Brustwarze nicht mit dem Sauger der Flasche zu vergleichen. Eventuell kann es ein paar Anläufe bedürfen, bis die Flasche als „Nahrungsquelle" akzeptiert wird.

Hier noch ein paar Angaben zur richtigen Aufbewahrung der abgepumpten Milch:

4 – 6 °C	Kühlschrank nahe dem Kühlaggregat	Bis zu 72 Stunden haltbar (luftdicht verschlossen)
3-Sterne Fach	Kühlschrank	2 Wochen haltbar, nach einfrieren
-20 °C 4 Sterne Fach	Gefrierschrank	bis zu 6 Monate, nach einfrieren

Am besten wird gefrorene Milch unter fließend kaltem Wasser aufgetaut und danach auf ca. 37 °C wieder trinkfertig erwärmt. Wärmt die Milch bitte nicht in der Mikrowelle auf. Lasst sie auch nicht bei Raumtemperatur auftauen. Zudem sollte einmal wieder erwärmte Milch, die nicht verfüttert wird, nicht wiederverwendet werden.

Abstillen

Das Abstillen geschieht in der Regel relativ problemlos, da es mit dem Einführen der Beikost einhergeht. Es kann natürlich auch andere Gründe dafür geben. Du als Mama, hast einfach nicht mehr die Kraft, rund um die Uhr zu stillen.

Weiterhin kann es auch sein, dass Ihr wieder arbeiten geht oder ganz schlicht und einfach zu wenig Milch produziert wird. Hier muss dann in den ersten Monaten mit dem Fläschchen zugefüttert werden. Wenn das Baby schon groß genug ist, kann mit der Beikost begonnen werden. Natürlich wird dies eine große Umstellung, doch sind die meisten Babys ab einem bestimmten Punkt auch an dem Essen der Eltern interessiert. Sicherlich werden sie es „nur" als Brei erhalten. Aber dennoch sollte man sie Stück für Stück probieren lassen.

Im ersten Lebensjahr unterscheidet man drei Phasen.

Die 1. Phase findet in den ersten 4 bis 6 Monaten statt. Hier füttert Ihr das Baby ausschließlich mit Muttermilch bzw. mit dem industriellen Pendant.

Die 2. Phase beginnt, sobald das Baby alleine seinen Kopf halten kann und mit Hilfe aufrecht sitzen kann. Es kann jetzt mit dem Löffel gefüttert werden. Wenn es mitmacht, kann nun damit begonnen werden, die Beikost einzuführen. Eventuell überschneidet sich der Beginn der Phase 2 mit dem Ende von Phase 1. Oftmals wird die Milchmenge in dieser Zeit geringer, sodass Beikost bereits vor Ablauf der 6 Monate notwendig ist.

Viele Babys haben schon die ersten Zähne oder sind gerade in der Phase, dass diese durchbrechen. Nein, das Baby kann noch nicht kauen. Da es aber die Kaubewegungen imitieren wird, wird es den angebotenen Brei entweder direkt herunterschlucken oder ihn quasi kauen, eher am Gaumen zerdrücken. Das ist vollkommen okay. Für die Eltern bedeutet dies allerdings Geduld. Es sollte immer nur eine Breisorte ausprobiert werden. Das Kind muss die notwendige Zeit bekommen, die verschiedenen Geschmäcker zu erkunden, kennen- und vielleicht lieben zu lernen. Natürlich wird es verschiedene Geschmäcker geben, die es nicht mag. Das ist in Ordnung. Dann wird ein anderer Brei ausprobiert. Der ungeliebte Geschmack kommt später wieder auf den Plan. Vielleicht klappt es dann.

Mit dem ersten Geburtstag sollte es sich nun an leicht kaubare Familienkost gewöhnt haben. Nun ist **die 3. Phase** erreicht und es kann am Tisch mitessen. Je nachdem, wie viele Zähne bereits durchgebrochen sind, kann die Nahrung relativ klein geschnitten nun vollständig mit dem Kind geteilt werden. Achtet aber darauf, dass die Gerichte nun nicht mehr zu stark gewürzt sind. Starke Gewürze und Salz sind nicht gut für die Entwicklung der Geschmacksknospen und auch noch nicht gut verdaulich.

Und bitte bedenkt, es gibt auch hier kein Richtig oder Falsch. Lasst das Kind einfach alles probieren, was Ihr selber auch esst und auch die Nahrungsmittel, die Ihr nicht so gerne mögt. Vielleicht beißt es mit Vorliebe in rohe Zwiebeln und Knoblauch, lehnt aber Äpfel und Birnen ab. Wer weiß? Diese Zeit wird für Euch alle sehr spannend. Noch eines: Es hat sein eigenes Tempo, die Welt der Nahrungsmittel zu erkunden. Gewährt es ihm!

Das Kind lässt sich nicht abstillen:

Nun kann es ja auch sein, dass Euer Baby nicht mit Eurem Zeitplan einverstanden ist, und sich einfach nicht abstillen lassen will. Obwohl es das Alter dazu hat, fordert es noch ständig die Muttermilch.

Die WHO hat hierzu empfohlen, dass Kinder bis zum 2. Lebensjahr ergänzend gestillt werden können. Es gibt auch Mütter, die noch nach diesen 2 Jahren stillen. Allerdings liegt die Betonung auf dem Wort **„ergänzend“.**

Wenn Ihr ein Kind habt, dass sich nicht davon abbringen lässt, dass es an die Brust geht, dann müsst Ihr hier Euren ganz individuellen Loslöseprozess starten. Die Produktion der Muttermilch läuft längst nicht mehr auf Hochtouren. Euer Kind nimmt auch schon normale Nahrung zu sich. Daher macht Euch diesbezüglich keinen Stress. Euer Baby wird auch ohne Muttermilch ausreichend satt. Wenn Euer Kind schon alt genug ist, dann versucht ihm auf einfache Art zu erklären, dass es so ist, wie mit einer normalen Flasche, irgendwann ist auch diese leer. Mit viel Liebe und Geduld wird das schon klappen. In einigen Fällen kann das aber länger dauern. Leider bedeutet dies aber auch, dass für diesen Prozess gute Nerven benötigt werden. Natürlich wird das Kind sehr unleidlich werden. Aber eines dürft Ihr nicht vergessen: Es ist EURE Entscheidung, ob das Stillen weiterhin durchgeführt werden kann bzw. soll. Auch wenn zu diesem Zeitpunkt eigentlich der Kontakt zur Hebamme bereits extrem zurückgegangen ist, sollte sie bei Problemen angerufen werden. Sie hat bestimmt einen guten Tipp.

Nun stellt Ihr Euch sicherlich die Frage, warum das konsequente Abstillen so wichtig ist. Der Grund ist einfach:
Das Abstillen ist das erste Abnabeln nach der eigentlichen Geburt. In den meisten Fällen ist dieser Prozess mit Emotionen verbunden. Es wird zu Tränen kommen. Das ist nur allzu natürlich. Dennoch solltet Ihr bei aller Liebe konsequent bleiben. Langsam aber sicher sind die Stilleinheiten zu reduzieren. Sowohl die Anzahl als auch die Länge der Stilleinheiten sind hiervon betroffen. Ja, es wird vielleicht ein wenig länger dauern als bei anderen Kindern. Aber letztlich werden auch Ihr es geschafft und die Stillphase abgeschlossen haben.

Fläschchen und Beikost

Nicht jedes Baby kann gestillt werden. Es gibt hier auch einige Gründe, die dazu führen, dass es mit dem Fläschchen groß wird. Liebe Mamas, macht Euch hier bitte keine Sorgen. Auch Eure Babys werden natürlich ausreichend mit allem versorgt, was sie zum groß werden brauchen. Hier kommen nun die qualitativ hochwertige industrielle Muttermilchersatzprodukte zum Einsatz. Die rechtlichen Rahmenbedingungen für die Zusammensetzung liefern hier die Richtlinien der EU. Es ist so, dass sich nicht jede Mama für denselben Hersteller entscheidet. Wichtig ist nur, dass die Zusammensetzung sich ziemlich nah an den Werten der Muttermilch orientiert.

Bei der Zubereitung ist drauf zu achten, dass die Anleitung auf der Packungsbeilage genau befolgt wird. Die Zusammensetzung zwischen Wasser sowie Milchpulver ist genau aufeinander abgestimmt, so dass das Baby optimal versorgt wird. Im Normalfall kann normales Leitungswasser verwendet werden. Liegt der Urangehalt Eures Wassers über dem WHO-Richtwert (deutlich über 10 µg/Liter) solltet Ihr hier auf spezielles Säugling-geeignetes-Wasser zurückgreifen. Hier könnt Ihr bei den örtlichen Wasserwerken nachfragen, ob dies bei Euch der Fall ist.

Die Milchersatzprodukte sind grundsätzlich frisch anzurühren. Zu schnell können sich Bakterien bilden. So muss, etwa bei einem Ausflug, Wasser und Pulver getrennt transportiert werden, um vor Ort gemischt zu werden.

Bei der Fütterung mit der Flasche ist die Hygiene besonders wichtig. Dies betrifft sowohl die Flasche als auch den Sauger. Daher werden Flasche und Sauger nach dem Füttern sofort gut mit heißem Wasser ausgespült. Ein wenig Geschirrspülmittel und eine Flaschenbürste helfen dabei. Die Flaschenbürste ist ausschließlich für die Babyflasche zu reservieren. Die Sauger können gerne auch ausgekocht werden. Viele Babyflaschen können in der Geschirrspülmaschine gereinigt werden. Hierbei ist eine Spültemperatur von 65°C nötig.

Zum Trocknen wird alles auf ein sauberes Tuch gestellt. Die Flasche mit der Öffnung nach unten. Nach dem Säubern bitte alles mit einem sauberen Tuch abdecken, so dass sich keine Bakterien bilden können. Am besten wird dazu ein frisches Küchentuch verwendet.

Bei den Saugern ist es ganz wichtig, darauf zu achten, dass der Sauger altersgemäß ist, denn die Löcher sind unterschiedlich groß. Dadurch kommt unterschiedlich viel Flüssigkeit heraus.

Welche Säuglingsnahrung ist die richtige?

Beim Kauf der Nahrung achtet bitte auf die Unterscheidung zwischen Säuglingsanfangsnahrungen sowie Folgenahrungen.
Die Anfangsnahrungen entsprechen den Bedürfnissen den Babys im Alter von bis zu 4 bis 6 Monaten. Sie werden häufig mit „pre“ bezeichnet.

Hier im Folgenden haben wir Euch eine kleine Zusammenstellung dieser Anfangsnahrung, auf die Ihr achten solltet.

Nährstoffe	**Säuglingsanfangsnahrung (pro 100 g)** [a]	**Muttermilch Durchschnitt (Spanne) (pro 100 g)**
Energie (kcal)	60-75	71
Protein (g)	1,3-2,1 [b]	1,13 (1,03-1,43)
Fett (g)	3,1-4,6 [c]	4,03 (3,50-4,62)
Kohlenhydrate (g)	05. Okt	7
Lactose (g)	≥2,5	7

Modifizierte Stärke	≤2 g/100 ml oder ≤30% der Kohlenhydrate	–
Maltose, Saccharose, Maltodextrine, Glukosesirup	möglich	–
Saccharose	≤20% der Kohlenhydrate	–
Natrium (mg)	14-42	13 (12-19)
Kalium (mg)	42-102	47 (46-64)
Calcium (mg)	≥35	32 (25-41)
Phosphor (mg)	18-63	15 (12-17)
Magnesium (mg)	3,5-10,5	3,1 (2,9-5,0)
Eisen (mg)	0,35-1,05 [d]	0,058 (0,026-0,058)
Zink (mg)	0,35-1,05	0,148 (0,120-0,390)
Kupfer (µg)	14-56	72 (24-77)
Jod (µg)	≥3,5	6,3 (4,3-9,0)
Vitamin A [e] (µg)	42-126	69 (52-73)
Vitamin E [f] (µg)	≥0,5/g mehrfach ungesättigter Fettsäuren	0,28 (0,15-0,54)
Vitamin C (mg)	≥5,6	4,4 (3,5-5,5)
Vitamin B1 (µg)	≥28	15 (13-17)
Vitamin B2 (µg)	≥42	38 (30-44)
Vitamin B6 (µg)	≥25	14 (9-17)

Niacin (mg) [g]	≥0,6	0,17 (0,13-0,20)
Folsäure (µg)	≥2,8	8,5 (-)

[a] Angaben pro 100 kcal wurden umgerechnet unter der Annahme von 67 kcal/100 g

[b] Kuhmilchproteine

[c] Linolsäure 0,3-1,2 mg/100 kcal; Laurin- und Myristinsäure <15% Fett; trans-Fettsäuren <4% Fett; Erucasäure <1% Fett; a-Linolensäure : Linolsäure = 1 : 5 – 15; omega 3-Fettsäuren ≤1% Energie; omega 6-Fettsäuren ≤2% Energie

[d] für Produkte mit Zusatz des jeweiligen Nährstoffes

[e] Retinoläquivalente

[f] Tocopheroläquivalente

[g] Niacinäquivalente

Quelle: Auszüge aus Richtlinien der EU über Säuglingsanfangsnahrung (91/321/EWG; 96/4/EG) im Vergleich zu Nährstoffgehalten in reifer Muttermilch

Es ist wichtig zu entscheiden, ob auf Säuglingsnahrung zurückgegriffen wird, die Inhaltsstoffe beinhaltet, die in der Muttermilch nicht enthalten sind.

Es ist natürlich am besten, wenn Ihr Euch bei der Zusammensetzung so nah wie möglich an den Werten der Muttermilch orientiert. Jegliche Stoffe, die in der Muttermilch nicht enthalten sind, sollten auf die kleinsten Mengen reduziert werden.
Achtet besonders auf die Mineralienwerte und Vitaminwerte, damit Euer Baby keine Mangelerscheinungen bekommt.

Nun steht die Entscheidung an, auf welcher Basis Ihr das Baby ernähren wollt. Hier gibt es von Sojanahrung über BIO so Einiges. Am besten geht Ihr gemeinsam vorher schon einmal in eine Drogerie Eurer Wahl und schaut Euch um, was der Markt so hergibt.

Hier kann es der Geburtsvorbereitungskurs sein, der eine entsprechende Gewichtung geben kann, denn auch dort wird die Ersatzmilch vorgestellt.

Auch die so genannte Folgemilch ist hier zu finden. Für jeden lässt sich die passende Babymilch finden. Zu jeder Ernährungsform, aber auch zu jeder Einstellung hinsichtlich der Herstellung. Liegen Zweifel vor, ist der Griff zum Telefon angeraten, um die Hebamme mit neuerlichen Fragen zu löchern.

Wie viel sollte mein Baby trinken?

In den ersten Tagen nach der Geburt, wenn die Mama noch auf den Milcheinschuss wartet, trinkt das Baby zwischen 2 und 20 Milliliter während jeden Anlegens. Pro Tag erhöht sich diese Menge um ungefähr 10 Milliliter. Das bedeutet, dass das Kind ab dem 10. Tag 1/6 seines Körpergewichtes trinkt. Dies gilt sowohl für Stillkinder als auch für die, die per Flasche gefüttert werden. *Dabei ist zu bedenken, dass es grundsätzlich KEINE weitere Flüssigkeit benötigt.* Die folgende Liste gibt einen kleinen Überblick, wie viel das Kind trinken sollte.

- Tag 1 = maximal 30 Milliliter pro Mahlzeit
- Tag 2 = maximal 40 Milliliter pro Mahlzeit
- Tag 3 = maximal 50 Milliliter pro Mahlzeit
- Tag 5 = maximal 70 Milliliter pro Mahlzeit
- Tag 6 = maximal 80 Milliliter pro Mahlzeit
- 2. - 8 Woche = maximal 100 Milliliter pro Mahlzeit
- 3. Monat = maximal 130 Milliliter pro Mahlzeit
- 4. Monat = maximal 170 Milliliter pro Mahlzeit
- ab dem 5. Monat = maximal 200 Milliliter pro Mahlzeit
- 5. - 12. Monat = maximal 400 Milliliter pro Mahlzeit

Dabei sollte immer im Auge behalten werden, welche Witterung gerade vorherrscht. Ist es kühl, kann es auch etwas weniger als ausreichend ansehen. Bei Sommerhitze kann zwischendurch zusätzlich Wasser angeboten werden. Dies aber nur, wenn es tatsächlich notwendig ist.

Ernährungsplan

Für jede Entwicklungsstufe Eures Kindes gibt es natürlich die optimale Zusammensetzung der Nahrung. Im ersten Jahr durchläuft Euer Baby vermutlich die intensivste Entwicklung, was die Ernährung angeht. Von der Muttermilch, über Beikost bis hin zum Essen am Tisch mit Euch. Der folgende Ernährungsplan ist eine grobe Orientierungshilfe, die aus den Durchschnittswerten besteht, in welchem Alter, die meisten Kinder, mit welcher Nahrung am besten versorgt werden.

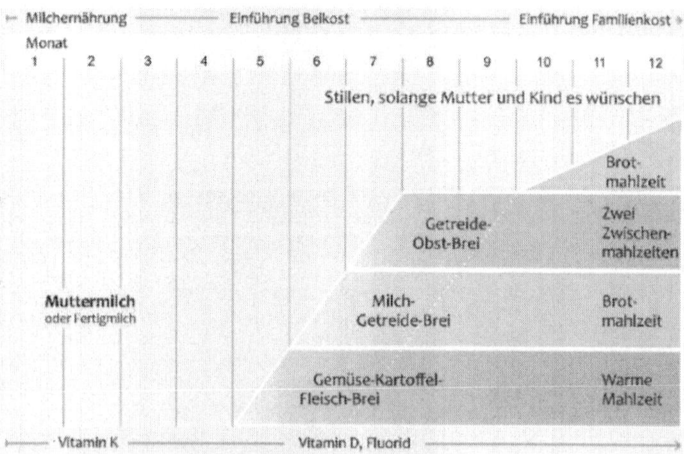

Quelle: ziegler-gehrt.de: Ernährungsplan für das 1. Lebensjahr, entwickelt vom Forschungsinstitut für Kinderernährung Dortmund

Im Folgenden noch eine Übersicht mit den ersten Brei-Sorten und deren Zusammensetzung, wenn der Umstieg auf Beikost stattfindet.

Erster Brei	Zweiter Brei	Dritter Brei
Gemüse-Kartoffel-Fleisch-Brei	Milch-Getreide-Brei	Getreide-Obst Brei
Selbstzubereitung		
90 – 100 g Gemüse 40-1; 60 g Kartoffeln 30-1; 35 g Obstsaft 20-1; 30 g Fleisch 8 – 10 g Öl	200 g Milch 20 g Getreideflocken 20 g Obstsaft, -püree	20 g Getreideflocken 90 g Wasser 100 g Obst 5 g Butter
oder industriell hergestellte Beikostmahlzeiten		
Baby-Junior-Menü	Milchfertigbrei	Getreide-Obst Brei
Gläschen	Trockenprodukte, Gläschen	Gläschen

Quelle: familienhandbuch.de

Kurz vor dem 1. Geburtstag ändert sich das Essverhalten Eures Babys ganz wesentlich zu den Anfängen, als Ihr nur gestillt habt bzw. das Baby nur über das Fläschchen ernährt worden ist.

Beim Frühstück könnt Ihr ihm nun eine dünne Scheibe Vollkornbrot mit etwas Butter in kleine mundgerechte Stückchen schneiden, so dass es alleine essen kann. Ein sehr wichtiger Schritt in der Entwicklung des Kindes.

Natürlich könnt Ihr die harte Kruste entfernen, da noch nicht bei allen Kindern alle notwendigen Zähnchen vorhanden sind. Einige Kinder lieben gerade das Knabbern an der Kruste. Es beschäftigt sie. Zudem ist der erhöhte Speichelfluss gut für die Mundhygiene.

Jetzt ist es auch soweit, dass das Baby seinen Frühstückstee aus der Tasse oder Becher trinken kann. Zurecht zeigt sich jetzt der elterliche Stolz über die bisherigen Meilensteine, die das Kind bereits hinter sich gebracht hat.

Beim Mittagessen ändert sich vorläufig nichts in der Zusammensetzung im Vergleich zum Brei. Hier gilt nach wie vor eine ausgewogene gesunde Ernährung. Gerne kann jetzt zu größeren Stückchen übergegangen werden, denn das Kind muss lernen, die Zähne nicht nur zum Beißen, sondern auch zum Abbeißen und Kauen zu benutzen. Ein Schritt, der nicht nur für die Nahrungsaufnahme wichtig ist, sondern eine Grundhaltung für das Leben darstellt. Zudem wird die gesamte Kiefer- und Gesichtsmuskulatur trainiert.

Beim Abendessen könnt Ihr Euch an den bisherigen Speiseplan halten, aber so langsam auf mundgerechte Darreichung umsteigen.

Da dies alles sehr anstrengend für Euer Baby ist, wäre es ratsam, eine Mahlzeit nach der anderen umzustellen. Seid flexibel und richtet Euch danach, was das Kind verlangt und natürlich auch danach, wie es mit der gröberen Nahrung zurechtkommt. Ist der Verdauungstrakt gut vorbereitet und die Darmflora stark und gesund, spricht nichts dagegen, das vielfältige Nahrungsangebot auf alle Mahlzeiten zu erweitern.

Ja nach Appetit des Kindes können natürlich auch kleine Zwischenmahlzeiten gereicht werden. Hier bieten sich besonders Obst und auch Rohkost an. Daneben werden gerne Reis- oder Maiswaffeln, aber auch ungesüßte Vollkornkracker gegeben.

Gebt Eurem Kind ruhig mal ein Stück Karotte oder auch Gurke in die Hand, geschält natürlich. Dies könnt Ihr gerne auch schon machen, wenn noch nicht so viele Zähne vorhanden sind. Dann gewöhnt sich das Baby bereits an das Knabbern. In beiden Fällen sollte das Kind gut beaufsichtigt werden. So kann verhindert werden, dass es sich an größeren Stückchen verschluckt.

Da Euer Baby nun vermutlich größtenteils abgestillt ist, müsst Ihr darauf achten, dass es ausreichend trinkt. 3 große Gläser sollten hier als Richtwert dienen, also circa 1 Liter. Als Trinken solltet Ihr stilles Wasser sowie verdünnte und vor allem ungesüßte Früchte- oder Kräutertees anbieten.

Gesüßte Getränke sind grundsätzlich zu vermeiden. Der Zucker darin würde die kleinen Zähnchen schnell angreifen, was schnell zu Karies führen könnte.

Und noch ein letzter Satz an alle Mamas:
Das Essen will erlernt sein. Es wird natürlich einmal etwas danebengehen. Habt immer Geduld mit Eurem Nachwuchs. Wenn Essen natürlich zum Spielzeug wird, ist es auch kein Thema, dass ihr dem entgegenwirkt. Dennoch sollte das Essenlernen Spaß machen. Und es gibt nichts, was nach dem Essen nicht gereinigt oder gewaschen werden könnte.

Pro und Contra: Stillen - Fläschchen

Nun steht Ihr vor der Entscheidung, ob Ihr Euer Baby stillt oder von Anfang an das Fläschchen zum Einsatz kommt. Wir wollen Euch ein paar Argumente liefern, die Ihr in Eure Entscheidungsfindung mit einfließen lassen könnt.

Stillen

Gründe, die dafürsprechen:

- Es fördert die Bindung zwischen Mutter und Kind.
- Die Muttermilch ist die optimale Ernährung für das Baby.
- Die körperliche Nähe und das Saugen wirken beruhigend auf das Baby.
- Durch die Muttermilch erhält das Baby einen Schutz vor Krankheiten, da sie das Immunsystem natürlich stärkt.
- Bei der Mutter bildet sich die Gebärmutter schneller zurück.
- Durch das Stillen werden Glückshormone ausgeschüttet, bei Mutter und Kind.
- Stillen wirkt sich positiv auf die Umwelt, den Geldbeutel und das Zeitmanagement aus: Die Milch ist immer umweltfreundlich verpackt und stets wohl temperiert.

- Es gibt sogar wissenschaftliche Hinweise darauf, dass der durchschnittliche Intelligenzquotient bei gestillten Kindern höher ist als bei ungestillten.
- Die Nahrung ist stets dabei.
- Es entstehen keinerlei Kosten.
- Überfütterung ist ausgeschlossen.

Gründe, die dagegensprechen:

- Probleme beim Stillen, die dazu führen, dass das Baby nicht ausreichend mit Nahrung und den entsprechenden Nährstoffen versorgt wird.
- Milchstau, der immer wieder auftritt
- Wunde Brustwarzen, die nicht dauerhaft abheilen
- Brustentzündungen
- Die Brüste werden außergewöhnlich belastet. Eine dauerhafte Überdehnung des Bindegewebes wird befürchtet.
- Mangelndes Durchhaltevermögen der Mutter
- Die Mutter ist allein für die Nahrungsversorgung des Kindes verantwortlich. Dies kann zu einer Stresssituation bei der Mutter führen.
- Die Mutter muss in der Zeit auf jeglichen Alkohol sowie Zigaretten verzichten.

Fläschchen

Die Gründe, die gegen das Stillen sprechen, sind Argumente dafür, dass man auf die Säuglingsnahrung mit dem Fläschchen umsteigen sollte.
Hier aber noch Gründe, die pro Fläschchen sind:

- Man kann immer füttern, egal, wo man sich aufhält (man muss also nicht die Brust enthüllen, das manchen Mamas schlichtweg unangenehm ist).
- Andere Bezugspersonen können in das Füttern mit eingebunden werden, was die Bindung auch zu diesen Personen stärkt.
- Die Babys haben weniger Aufwand, um satt zu werden, da das Saugen am Fläschchen weniger anstrengend ist.

Im Gegenzug sollte man die Gründe, die für das Stillen sprechen gleichzeitig als Gründe ansehen, die gegen das Füttern mit dem Fläschchen sprechen. Und auch hier gibt es noch Gründe, die dagegensprechen:

- Es kann mitunter sehr teuer werden, je nachdem wie oft man füttert und wie teuer die Säuglingsnahrung ist.
- Da man das Fläschchen nicht vorbereiten kann, ist die Wartezeit für das Baby deutlich höher, als beim Anlegen an die Brust, was zu Frustreaktionen führen kann.
- Überfütterung ist schnell möglich.
- Aufgrund der Verpackung fällt vergleichlich viel Müll an.
- Es bedarf eines sehr sorgsamen Umgangs mit den Flaschen und Sauger, um einen eventuellen Befall mit Keimen zu verhindern.
- Die „verpasste", sehr starke Bindung zum Kind kann auf keinem anderen Weg nachgeholt werden.

Noch ein kleiner Hinweis am Schluss dieses Kapitels:

Das Kindspech (Mekonium), also der erste Stuhlgang des Kindes, erfolgt ja, wie Ihr bereits wisst, in den ersten beiden Lebenstagen. Danach nimmt die Verdauung des Kindes seinen ganz normalen Lauf. Es kann durchaus passieren, dass das Baby alle Versuche, in diesen ersten beiden Lebenstagen an der Brust zu saugen, ablehnt. Der Grund kann darin liegen, dass der Verdauungstrakt, solange das Kindspech nicht abgegangen ist, einfach vollkommen gefüllt ist. Das Kind hat dementsprechend nicht das Verlangen, noch weitere Nahrung aufzunehmen.

Das ist jedoch nichts Beunruhigendes. Lasst Euch von der Hebamme oder der Kinderkrankenschwester zeigen, wie man eine Bauchmassage beim Neugeborenen durchführen kann. Sicherlich wird das Kindspech von alleine abgehen, doch kann man diesen Vorgang ja ein wenig forcieren. Vorsichtig natürlich! Und Vorsicht: Danach wird das Kind Hunger haben. Hoffentlich hat sich bis dahin auch die Milch in adäquater Menge eingestellt.

Sollte das erste Stillen also schon geklappt haben und das Baby das Stillen danach ablehnen, fragt zunächst die Hebamme bzw. die Kinderkrankenschwester, bevor sich eine große Beunruhigung breit macht. Denn genau für diese Fragen sind diese beiden Personen in den ersten Tagen immer in Reichweite, nicht wahr?

Vitamine und Salze

Aus dem Ernährungsplan ist die Einnahme von Vitamin K und D zu entnehmen. Im Folgenden werden die Eigenschaften der beiden wichtigsten Ergänzungen zur Muttermilch beschrieben.

Vitamin K

Es ist unerlässlich für eine optimierte Blutgerinnung. Muttermilch weist einen eher niedrigen Vitamin-K-Wert auf. Damit dieser Mangel überbrückt wird, um nicht zu unvorhersehbaren Blutungen zu führen, wird direkt nach der Geburt, bei der U2 sowie der U3 den Neugeborenen eine Dosis Vitamin K verabreicht. Wie aber auch bei Erwachsenen kann die Blutungsneigung nicht auf null gebracht, sondern nur auf einen akzeptablen Minimalwert gesenkt werden. Da sich auch die Blutgerinnung erst vollkommen entwickeln muss, sollte in den ersten Wochen auf größere, blaue Flecken, Nasenbluten, Blut im Stuhl oder Urin usw. geachtet werden. In jedem Fall wäre ein sofortiger Besuch bei Kinderarzt angeraten. Da Vitamin K auch einen großen Bezug zur Leber hat, sollte auch bei einer Neugeborenen-Gelbsucht, die länger als 2 Wochen besteht, der Kinderarzt konsultiert werden.
==> Die prophylaktische, sehr hohe Dosis von Vitamin K zu drei festen Terminen ist nicht unumstritten. Die Höhe der Dosis entspricht den Ergebnissen, die verschiedenen Statistiken zu diesem Thema entnommen wurden. Doch besteht die Option, die Dosis zu reduzieren und dafür über 12 Wochen eine tägliche, aber sehr niedrige Dosis Vitamin K einzusetzen. Die Entscheidung, welchen Weg Ihr als Eltern gehen wollt, bestimmt Ihr selber. Selbstverständlich sollte dies bereits im Vorfeld Eurem Kinderarzt, Hebamme und natürlich auch der zuständigen Geburtsklinik abgeklärt werden. Eine weitere Option wäre, den Vitamin-K-Gehalt der Mutter zu erhöhen, was sich später in der Muttermilch niederschlägt. Haferflocken, Blattsalat, Blattgemüse, Möhren und verträgliche Kohlsorten in Kombination mit Maiskeim- oder Olivenöl in großen Mengen verzehrt, können den Vitamin-K-Gehalt der Muttermilch auf jeden Fall verdoppeln. Eine Aufgabe, die zu bewältigen wäre, nicht wahr?

Vitamin D

Vitamin D ist ebenfalls eine Empfehlung für alle Neugeborenen. Nun muss man dazu wissen, dass für uns Menschen vorrangig Vitamin D2 und Vitamin D3 wichtig sind. Vitamin D3 wird über das Sonnenlicht aufgenommen, so dass die Empfehlung für Erwachsene herausgegeben wurde, dass es ausreicht sich täglich 20 Minuten im Freien aufzuhalten und mindestens das Gesicht und die Hände dem Sonnenlicht auszusetzen, um den täglichen Vitamin D3 Bedarf zu decken. Bei Babys, Kindern generell, muss man natürlich etwas vorsichtiger sein, da ihre Haut noch sehr empfindlich ist und nicht dem direkten Sonnenlicht ausgesetzt werden sollte. Glücklicherweise reicht die Sonneneinstrahlung, die das Kind auch im Schatten erreicht, um diese Wirkung vollständig hervorzubringen. Vitamin D2 wird für gewöhnlich über pflanzliche Nahrung aufgenommen. Dafür ergibt sich, dass das Kind über die Muttermilch ausreichend mit Vitamin D2 versorgt wird. Und wenn es bei regelmäßigen Spaziergängen oder -fahrten an die frische Luft kommt, ist auch für ausreichend Vitamin D3 gesorgt, selbst in den Wintermonaten. Im Sommer ist trotz Allem für einen ausreichenden Sonnenschutz, auch im Kinderwagen, zu sorgen. Daraus ergibt sich die Frage, ob die Gabe von zusätzlichen Vitamin D Präparaten überhaupt notwendig ist. Möchtest Du auf Nummer sicher gehen, solltest Du Deine eigene Nahrung derart umstellen, dass Du mit viel Vitamin D versorgt bist. Dann erhält auch Dein Kind ausreichend über die Milch. Die Alternativmilch, falls Du per Flasche fütterst, ist für gewöhnlich mit ausreichend Vitamin D angereichert, so dass Du Dir in diesem Fall keine Gedanken machen musst. Die Alternative dazu wäre die Gabe von Vitamin D Tabletten oder Tropfen. Die Hebamme oder auch der Kinderarzt kennen die besten Präparate, die zurzeit eingesetzt werden und werden Dich entsprechend beraten. Die Gabe dieser Präparate wird für das gesamte erste Lebensjahr empfohlen. Wintergeborene sollten sie auch während ihres zweiten Winters weiternehmen und erst im Frühjahr mit der Einnahme aufhören.

Vitamin D und Vitamin K unterstützen sich gegenseitig. So hilft das K dem D, das Calcium bestmöglich zu verstoffwechseln, um die

Knochen zu stärken. Gleichzeitig wird dafür gesorgt, dass es bei der Verstoffwechslung aus den Organen entfernt wird.

Da die Folgen eines Vitamin D Mangels erst relativ spät ersichtlich wären, ist die Prophylaxe durchaus verständlich. Frauen jedoch, die sich sehr gut und ausgewogen ernähren, versorgen ihr Kind auch ausreichend, wenn sie zudem noch regelmäßig mit dem Kind an der frischen Luft sind. Entscheide selbst. Was sagt Dir Deine innere Stimme diesbezüglich?

Fluorid

Fluoride, Salze der Flusssäure, finden in unterschiedlichen Lebensbereichen ihre Verwendung. In unserem Alltag finden wir sie am häufigsten im Bereich Kariesprophylaxe. Befürworter der Zugabe von Fluorid sind der Meinung, dass durch die zusätzliche Einnahme oder Verabreichung eine Reduzierung der Kariesentstehung von 50 bis 60 % möglich ist. Gegner der Zugabe kontern mit dem Argument, dass Karies auch durch andere Methoden zur Kariesverminderung führen.

Bestimmt habt Ihr schon gehört, dass es sogenannte schleichende Vergiftungen durch die Fluoride geben kann. Kein Wunder, dass hier eine große Verunsicherung herrscht, und man vorsichtig an das Thema herangeht.

Wir wollen jetzt erst mal erklären, was diese Fluoride bewirken. Fluoride lagern sich in den Knochen sowie den Zähnen ein, und sorgen bei richtiger Dosierung hier für ein stabiles Wachstum. Fluorid sorgt primär nicht für die Kariesverminderung, sondern sorgt durch das Härten des Zahnschmelzes dazu, dass die kleinen Zähnchen weniger anfällig für Karies werden. Jedoch ist es fraglich, ob Fluoride in der Zahnpasta tatsächlich direkt von diesen aufgenommen werden können. Auch Fluoride-Beigaben in Lebensmitteln sind in Frage zu stellen, da sie für gewöhnlich nicht bioverfügbar sind und daher nur ein winziger Teil, wenn überhaupt, verstoffwechselt werden können.

Leider spielen Fluoride in der Nahrung eine eher untergeordnete Rolle, so dass man den geforderten Wert nur durch sehr wenige Lebensmittel ausgleichen kann. Fettfische wie Lachs oder Makrele, Walnüsse wie auch Sojaprodukte enthalten Fluoride.

Die Muttermilch, wie auch die Säuglingsnahrungen, enthalten nur sehr geringe Mengen an Fluoriden, so dass auch hier nicht ausgeglichen werden kann.

Wichtig ist, dass ein Kleinkind die Fluoride erst ab dem 7. Lebensmonat erhalten sollte, nachdem die ersten Zähnchen durchbrechen. Hier steht die Zahnpflege ja ohnehin an und nun sollte darauf geachtet werden, dass die ersten Zähne mit einer fluoridhaltigen Zahnpasta mit 0,05 % Anteil geputzt werden und das einmal am Tag.

Falls es mit dem Zähneputzen nicht so klappt, ist über die Zugabe über Fluoridtabletten nachzudenken. Hierzu solltet Ihr Euch mit Eurem Kinderarzt kurzschließen, um die richtige Dosierung festzulegen.

Wichtig ist hier, darauf zu achten, dass im Falle, dass die Zugabe des Fluorids über die Tabletten erfolgt, eine Zahnpasta verwendet wird, die kein Fluorid enthält.

Eine Überdosierung kann sich in Dentalfluorose zeigen, die sich durch weißliche Zahnschmelzdefekte kenntlich macht. Dies stellt aber nur ein kosmetisches Problem dar. Eine Skelettfluorose ist bei Kleinkindern noch nicht beobachtet worden. Sprich, dass es zu Gelenkschmerzen oder auch Knochenbrüchigkeit führten kann. Diese wurde bisher nur bei Überdosierung nachgewiesen, die jahrelang angedauert hat.

Zahnärzte und Ärzte empfehlen für die gesunde Entwicklung der Zähne sowie Knochen die Gabe von Fluorid ab dem 7. Lebensmonat. Aus Sicht der Zahnärzte, ist das Benutzen einer Zahnpasta, die Fluorid enthält, der wirkungsvollere Weg. Zudem ist die Möglichkeit einer zu hohen Dosis minimiert.

Grundsätzlich sind für eine gesunde Mundflora besonders wichtig:

- Eine gesunde und ausgewogene Ernährung und mit ausreichend langen Pausen zwischen den einzelnen Mahlzeiten
- Regelmäßige Zahnarztbesuche, sobald die Zähnchen da sind
- Sehr sorgfältige und intensive Zahn- und Mundhygiene

Nun müsst Ihr entscheiden, welchen Weg Ihr in Bezug auf die Versorgung mit Fluorid bei Eurem Kind geht.

Wer sich aber auf den Weg zu einer Zahngesundheit ohne Fluoride machen möchte, kann dies ebenso machen. Die Verwendung von fluoridhaltiger Zahnpasta steht in der Kritik. Daher sollten sich Eltern, die ebenfalls fluoridfreie Zahnpasta verwenden, auch Gedanken darüber machen, wie sie ihre Kinder zu einer guten Mundhygiene mit fluoridfreier Zahnpasta bringen können. Auch wenn die Schulmedizin, die Zahnärzte inbegriffen, für Fluoride plädieren, darf man durchaus seine eigene Meinung haben und die Verantwortung für dieses Handeln in die eigenen Hände nehmen. Sprecht mit der Hebamme darüber. Die meisten von ihnen sind für diese Thematik offen. Selbiges gilt für Heilpraktiker bzw. Ärzte, die ihren Schwerpunkt auf die Naturheilkunde gelegt haben.

Übernehmt die Verantwortung und die damit verbundenen Entscheidungen selber. Egal, was gesagt oder erzählt wird, das ist vollkommen in Ordnung!

Auf welche Lebensmittel sollte verzichtet werden

Es gibt Lebensmittel, die im ersten Lebensjahr nicht zum Ernährungsplan Eures Babys gehören sollten.
Hierzu gehören unter anderem:

- Kuhmilch, die mit Ihren Bakterien nicht gut verdaulich ist und den Darm belastet. Zudem wird vermutet, dass ein früher Genuss von Kuhmilch die Allergiebereitschaft des Körpers erhöht.
- Kaltgepresste Öle, die die Leber der Kinder überfordern. Ist Euch die Verwendung wichtig, probiert nur ganz kleine Mengen aus. Lasst lange Zeiträume zwischen den einzelnen Versuchen. Nur langsam kann sich der Organismus des Kindes darauf einstellen.
- Eier, aufgrund der Salmonellengefahr. Wird mit dem Verzehr von Eiern begonnen, bitte immer darauf achten, dass sie gut gekocht / gebraten wurden.
- Getreideprodukte, ab dem 7. Lebensmonat, vorher nicht, da durch das enthaltene Gluten, die Unverträglichkeit dagegen gefördert werden könnte. Dies gilt natürlich nur für die glutenhaltigen Getreidesorten.
- Alles, das künstliche Konservierungsstoffe sowie Zusatzstoffe, aber auch künstliche und andere natürliche Süßungsmittel enthalten
- Alles, das Allergien auslösen könnte. Hierzu gehören, unter anderem Kuhmilchprodukte wie auch Hühnereier, Fisch, Soja und Erdnüsse

WICHTIG!

Im 1. Lebensjahr müsst Ihr bei der Nahrung vom Baby komplett auf Honig verzichten! Bienenhonig kann Keime eines bestimmten Bakteriums enthalten, das sich im Darm des Babys ansiedelt und dort giftbildend wirken kann. Dies gilt auch als Süßungsmittel.

Auch ist ein Verzicht auf Zucker ein guter Rat, da Babys noch nicht auf diesen süßen Geschmack reagieren und die ersten Zähnchen leiden unter dem Zucker enorm.

Wenn wir schon beim Thema Zähnchen sind, bitte putzt Eurem Baby von klein an die Zähnchen intensiv, so dass Ihr jeglichem Kariesbefall zuvorkommt! Zudem wird mit dem frühzeitigen Beginn der Zahnhygiene eine Automatisierung initiiert. Je früher das Zähneputzen für das Kind zu einem Bestandteil der täglichen Routine wird, desto besser wird es seine Zähne auch im weiteren Leben pflegen.

SCHLAFEN, SCHREIEN TRÖSTEN

Noch während der Schwangerschaft stellen wir uns vor, wie einfach es uns unser Kind macht: Es trinkt, schläft und ist ansonsten sehr pflegeleicht. Nun ja, so ist es in der Theorie. Doch nicht alle Eltern haben das Glück, dass ihr Kind förmlich von der ersten Minute an zur Schlafenszeit durchschläft und sich davon auch nicht abbringen lässt. Die meisten haben eher das Problem, dass der Schlaf nicht nur von den Stillzeiten unterbrochen wird. Oftmals wachen die Babys schreiend auf, als wüssten sie gar nicht, wo sie sind. Vermutlich ist es auch genauso – sie haben sich an das Leben hier draußen noch nicht gewöhnt. Doch jedes Mal, wenn das Kind aus dem Schlaf schreiend hochschreckt oder weinend gar nicht erst einschlafen möchte, zerrt dies an Euren Nerven.
Da muss es doch ein Gegenmittel geben. Einen Weg, wie tatsächlich jedes Kind durchschlafen kann, wie es in verschiedenen Ratgebern so schön versprochen wird. Da aber jedes Kind anders ist, muss es auch für jedes Kind eine individuelle Lösung geben. Richtig?

Schlaf ein mein Schatz

Das Thema Schlaf beschäftigt die Gesellschaft mindestens genauso sehr wie das Thema Ernährung.

Schlafen ist ein wichtiger Bestandteil unserer Gesundheit. Bekommen wir zu wenig Schlaf, werden wir krank. Es kann zu massiven Störungen in unserem Stoffwechsel, aber auch im psychischen Bereich kommen. Eltern bekommen in den ersten Wochen, ja Monaten, oft zu wenig Schlaf. Sie sind daher bemüht, dass der Nachwuchs möglichst schnell in einen konstanten Schlafrhythmus verfällt, so dass auch sie wieder zu ausreichend Schlaf kommen.

Im eigenen Bett oder bei den Eltern schlafen?

Um möglichst lange Schlafphasen beim Baby zu erreichen, sind die Eltern natürlich sehr bemüht, auch den richtigen Schlafplatz für den Nachwuchs zu finden. Der Schlaf des Babys ist ein wichtiger Part in dessen Entwicklung und beschäftigt seit Jahren die Gesellschaft. Wie lange und wo schläft das Baby gut und vor allem auch sicher?

Wie lange sollte das Baby im Elternschlafzimmer oder auch elterlichen Bett schlafen? Wann ist der geeignete Zeitpunkt, ab dem das Baby alleine, vielleicht auch im eigenen Zimmer schlafen sollte oder kann?

Diesen Fragen gehen wir nun im folgenden Kapitel auf den Grund und hoffen, dass Ihr danach mit ruhigem Gewissen einen Schlafrhythmus findet, der Euch Allen guttut. Vielleicht hilft hierzu ein gemeinsames Schlafritual, dass Eure Familie noch enger zusammenwachsen lässt.

So unterschiedlich die Meinungen auch sind, in einem Punkt sind sich überall auf der Welt alle Eltern, insbesondere die Mütter, einig: Euer Baby gehört nachts in Eure Nähe! Eine Ausnahme hierzu bildet die Meinung der modernen westlichen Bevölkerung. Hier wird darüber diskutiert, dass Babys von Anfang an alleine schlafen sollten, damit die Kleinen möglichst früh eigenständig werden. Hier im Folgenden diskutieren wir das Pro und Contra.

Schlussendlich entscheidet das jede Familie für sich alleine. Es gibt so gut wie kein Richtig oder Falsch, sondern nur Entscheidungshilfen. Das Bauchgefühl sowie die Erziehungsausrichtung sind hierbei massiv beteiligt.

Primär geht es darum, das Beste für das Kind zu tun, und deshalb sind wir hier, um einen groben Wegweiser aufzuzeigen, was im Allgemeinen als „normal" angesehen wird.

Wenn das Baby im elterlichen Bett schläft, hat es hier natürlich die unmittelbare körperlichen Nähe zu seiner Mama. Dies ist in der ersten Zeit besonders wichtig, da Babys Ihren Temperaturhaushalt noch nicht selbst regulieren können. Es ist wissenschaftlich nachgewiesen, dass auch gewisse Körperfunktionen zwischen Mama und Baby im Einklang sind.
Herzschlag und Atmung passen sich bei Mama und Baby einander an. Ihr Mamas sorgt also unbewusst auch für die körperliche Entwicklung Eures Kindes.

Einige Wissenschaftlicher sind der Meinung, dass Babys, die am Anfang im elterlichen Ehebett schlafen, viele „Meilensteine" im Leben früher in Ihrer Entwicklung erreichen. Natürlich aber gibt es auch andere Meinungen.

Einen Vorteil hat dieses Schlafarrangement auf jeden Fall. Wenn Ihr stillt, habt Ihr eine wesentlich ruhigere Nacht und Euer Baby kann sozusagen gleich, ohne große Hindernisse, an die Brust genommen werden. Meist müssen die Babys nicht mal schreien. Die Mama wacht intuitiv auf und ist bereit zum Stillen.

Auf eines aber muss unbedingt geachtet werden. Das Kind benötigt einen Bereich im Bett, den die Eltern durch unruhiges Schlafen oder Wühlen nicht erreichen können, der aber dennoch direkt neben der Mutter gelegen ist. Hierzu gibt es etwa die „Schlafbuchten", die an der Bettseite der Mutter angehängt werden, sodass das Kind seinen persönlichen Schlafplatz am Bett der Mutter hat, diese aber auf Tuchfühlung gehen kann. Verschiedene Optionen werden hier im Handel angeboten, sodass die Einrichtungsoptik nicht beeinträchtigt wird.

Natürlich gibt es auch Gründe, die manche Eltern am Schlaf zusammen mit den Kindern hindern bzw. die Eltern dazu bringen, das Baby ins eigene Bettchen auszuquartieren.

Das Sexleben zwischen Mama und Papa wird mit Sicherheit die erste Zeit darunter leiden, da sich da dieses kleine Wesen zwischen Euch geschoben hat. Hier kann Abhilfe geschaffen werden, denn Euer Baby schläft ja auch mal, und dann könnt Ihr diese Zeit nutzen.

Aber bitte denkt immer daran, auch in der Stillzeit besteht die Möglichkeit, dass Ihr Mamas wieder schwanger werdet. Der Irrglaube, dass man nicht schwanger werden kann, wenn man stillt, ist definitiv aus einem vergangenen Jahrhundert. In der heutigen modernen Zeit sind wir soweit aufgeklärt, dass wir auch in dieser Zeit an Verhütung denken!

Falls Ihr Euch doch Sorgen macht, dass Ihr Euer Baby aus Versehen im Schlaf erdrücken könnt, können wir Euch aus Erfahrung sagen, dass man in eine sogenannte Schockstarre verfällt, sobald dieses kleine Wesen neben einem liegt. Doch liegt die Gefahr, die viele Eltern sehen auch weniger im „Überrollt werden“ des Kindes, sondern vielmehr in der Temperatur des Bettes. Auch wenn für ausreichend Wärme für das Kind gesorgt werden muss, darf das Schlafzimmer eines Babys niemals überhitzt werden. Der erwachsene Organismus hat sich arrangiert und findet im Schlaf automatisch eine Möglichkeit, Stauhitze abzuleiten. Das Kind kann dies noch nicht. Daher muss es warm, aber niemals zu warm schlafen. Aus diesem Grunde ist die Betterweiterung an der Seite der Mutter eine optimale Idee, da das Kind von einer Seite die Wärme der Mutter genießen kann, auf der anderen aber für Luftzirkulation gesorgt ist, sodass keine Stauhitze belastend auf das Baby einwirken kann.

Egal, für welches Schlafarrangement Ihr Euch nun auch entschieden habt, hier noch einiges, auf das Ihr achten solltet:

Egal, wo Euer Baby nun schläft, es benötigt in den ersten 12 Monaten kein Kissen. Zudem sollte das Kissen auch aus Sicherheitsgründen entfernt werden.

Anstatt einer Zudecke ist ein Schlafsack empfehlenswert. Bei der Größe des Sacks solltet Ihr darauf achten, dass das Baby nicht hineinrutschen kann. Also muss der Halsausschnitt kleiner sein als der Kopf des Kindes. Die Babyschlafsäcke werden in unterschiedlichen Größen angeboten, sodass man bereits vor der Geburt die ersten ein oder zwei Größen besorgen kann, damit es sich von Anfang an an den Schlafsack gewöhnt. In diversen Krankenhäusern wird der erste Schlafsack als Geschenk mit nach Hause gegeben.

Bitte verzichtet auf irgendwelche Nestchen oder auch Schaffelle. Dadurch kann es zu Überwärmung oder Atemrückstau führen.

Insgesamt sollte die Schlafumgebung des Babys reizarm sein, um nicht eine Allergie bereits in diesem frühen Alter auszulösen. Die verwendeten Textilen sollten stets gut waschbar und fusselfrei sein. Sind sie zudem schnell trocknend oder trocknergeeignet, ist ihr Kauf durchaus zu präferieren.

Um die Matratze zu schützen, verwendet bitte unter dem Leintuch eine wasserundurchlässige Matte oder ein Tuch, so dass im Falle, dass bei Eurem Baby was danebengeht, nicht gleich die ganze Matratze gereinigt werden muss.

Euer Baby schläft am besten bei einer Raumtemperatur zwischen 16 und 18 °C.

In den ersten paar Tagen und Wochen müsst Ihr Euch alle auch erst mal an dieses neue Arrangement gewöhnen. Euer Baby hat auch noch keinen regelmäßigen Schlafrhythmus. Schließlich kannte es bisher noch keinen Tag oder Nacht, nur Aktiv- und Ruhephase der Mama. Gebt Euch allen ausreichend Zeit, sich an die neue Situation zu gewöhnen. Das wird schon!

In den Schlaf stillen?

Die gute Nachricht zuerst: Wenn das Kind in den Schlaf gestillt wird, kann man mit fast 100 %-iger Sicherheit sagen, dass das Kind satt und selig tatsächlich einschlafen wird. Die schlechte Nachricht gibt es leider gleich dazu: Die Kleinen gewöhnen sich sehr schnell daran, sodass sofort in jeder Mutter der Gedanke aufflammt, dass dies nun bis in alle Ewigkeit so weiter gehen wird. - Und genau an diesem Punkt sollte man sich wieder beruhigen. Denn ganz tief in uns drin wissen wir doch, dass jedes Kind irgendwann auf eine andere Art und Weise einschlafen wird.

Pro „In den Schlaf-Stillen"

Der wichtigste Punkt, der für das „In den Schlaf-Stillen" spricht, ist die Nähe zur Mutter, die Wärme, die Verbindung und die Geborgenheit, die das Kind dadurch während des Einschlafens spüren darf. Es ist satt. Es fühlt sich sicher. Die Mutter ist in absoluter Nähe. Es kann also gar nichts passieren. Dem Schlaf steht nichts im Wege.

Diese Geborgenheit, die das Kind durch das „In den Schlaf-Stillen" erfährt, wird es für das gesamte weitere Leben stärken, sowie auch die Tatsache, dass es sofort getröstet wird, wenn es weinend in seiner Schlafbucht im elterlichen Bett aufwacht. Für dieses Vertrauen, das dadurch aufgebaut wird, wird das Wort „Urvertrauen" verwendet. Urvertrauen ist etwas, das man zu keinem anderen Zeitpunkt lernen kann. Wer Urvertrauen aufbauen konnte, wird stärker als andere Menschen durch das Leben gehen.

Contra „In den Schlaf-Stillen"

Es gibt Eltern, die sind davon überzeugt, dass sie das Kind mit dem „In den Schlaf-Stillen" zu sehr verhätscheln. Für diese Eltern muss das Kind perfekt in den eigenen Alltag hineinpassen. Es muss funktionieren, damit die Eltern schnellstmöglich ihr eigenes, altes Leben wieder aufnehmen können: Arbeit, Hobby, Freunde, Verwandte. Natürlich muss das Kind überall mit hin bzw. sich dem Rhythmus der Eltern anpassen. Ob dies ein richtiger Weg sein kann, muss jeder für sich selbst entscheiden.

Ein weiteres Argument gegen das „In den Schlaf-Stillen" ist die Tatsache, dass viele Mütter darauf angewiesen sind, relativ früh wieder ins Berufsleben zurückzukehren. Sie haben nun natürlich Angst, dass es in der Kinderkrippe oder der Kita Probleme gibt, wenn das Kind bevorzugt „In den Schlaf gestillt" werden möchte.

Dies erweist sich jedoch immer wieder als Trugschluss. Schließlich wissen die Babys ganz genau, mit wem sie es gerade zu tun haben. Sie unterscheiden ganz genau, ob es die Mama, der Papa oder irgendjemand anderes ist, deshalb fordern sie von der Betreuerin in der Kinderkrippe oder der Kita auch das „In den Schlaf-Stillen" gar nicht erst ein. Sie wissen ja, dass es nicht die Mama ist.

Gerne wird auch angeführt, dass man ja noch ein Eigenleben hätte und sich nicht immer alles um das Kind drehen kann. Nun, das ist wieder eine der individuellen Entscheidungen, die man treffen muss, obwohl man gar nicht weiß, was man damit aufgibt.

Vermutlich sollte die richtige Entscheidung irgendwo dazwischen liegen. Mal ja, mal nein. Es schadet nichts, wenn sich das Kind von klein auf daran gewöhnt, dass es unterschiedliche Methoden des Einschlafens gibt.

- Singen oder Summen
- Vorlesen einer Geschichte
- Bei älteren Kindern auch das Hören von einem Hörspiel oder einem Hörbuch
- Musik: Hier gibt es kontroverse Diskussionen, ob es klassische oder moderne Musik sein sollte. Was hört Ihr denn am liebsten zu Hause? Nehmt einfach diese Musik. Die kennt das Kind und wird sie mit Euch in Verbindung bringen.
- Tierstimmen
- Naturgeräusche
- Ein Mobile mit einer Spielmusik

... und so vieles mehr. Wichtig ist, dass aus diesem Beginn ein Ritual erschaffen wird. Das Kind braucht die Sicherheit nicht nur solange es klein ist. Auch beim Größerwerden wird Sicherheit benötigt. Ja, sogar die Erwachsenen brauchen ihre Sicherheit.

Schlaftagebuch

In der ersten Zeit wäre es sinnvoll, ein Schlaftagebuch zu führen. Hier könnt Ihr dann sehen, ab wann sich die Schlafgewohnheiten Eures Babys sich eingependelt haben. Mit der Zeit wird sich ein Rhythmus entwickeln, den ihr bis zu einem gewissen Maß auch steuern könnt. Zieht einfach die Schlafenszeiten etwas auseinander. Haltet Euer Baby also länger wach, in dem Ihr ihm vorsingt oder auch andere Aktivitäten, wie Spielen oder Vorlesen, anbietet. Seid aber nicht enttäuscht, wenn es sich gerade in der ersten Zeit davon nicht beeindrucken lässt. Viele Babys können überall und bei jedem Lärmpegel schlafen, wenn ihr Körper es benötigt. Vielleicht braucht es etwas mehr Zeit, um den eigenen Schlafrhythmus zu finden. Denkt immer daran, dass es ein eigenständiges Wesen ist. Niemand weiß genau, was gerade in der Entwicklung des Kindes los ist, weshalb es mehr oder weniger Schlaf benötigt. Eines ist nämlich sicher: Zum Schlafen zwingen kann man weder kleine noch größere Kinder.

So ein Schlaftagebuch ist eigentlich etwas ganz Simples. Ihr notiert einfach jeden Tag die Schlafenszeiten Eures Kindes und wenn Ihr wollt, auch die Still- bzw. Fütterungszeiten sowie die jeweilige Dauer.
So erkennt Ihr mit der Zeit eine gewisse Regelmäßigkeit und könnt mit kleinen Zeitverschiebungen, Euer Baby in die Richtige Richtung schubsen.

Die Schlaf- und Wachphasen

Mit Hilfe Eures Schlaftagebuchs oder durch reines Beobachten werdet Ihr feststellen, dass Euer Baby im Allgemeinen, einen festen Rhythmus entwickelt. Es wird immer mehr Wachphasen über den Tag verteilt haben, in denen es trinkt oder einfach nur bespaßt werden möchte.

Es gibt natürlich auch hier Richtwerte, an denen Ihr Euch orientieren könnt.

Alter	Gesamtschlafdauer
0 bis 3 Monate	16 bis 18 Stunden
4 bis 6 Monate	14,5 bis 16 Stunden
6 bis 9 Monate	14 bis 15 Stunden
12 Monate	14 Stunden

Alter	Wachphasen
0 bis 6 Wochen	45 Minuten bis zu 1 Stunde
6 bis 17 Wochen	1 bis 1,5 Stunden
4 bis 6 Monate	1,5 bis 2 Stunden
6 bis 9 Monate	2 bis 2,5 Stunden
9 bis 12 Monate	2,5 bis 3 Stunden

Der Schlafrhythmus Eures Babys wird sich im ersten Jahr einige Male ändern. Ihr könnt nur hoffen, dass Ihr nicht die halbe Nacht wach seid, weil Euer Baby Nacht und Tag verwechselt. Aber auch das wird sich wieder ändern.

Einflüsse von außen können das Schlafverhalten des Kindes beeinflussen, wie z.B. Krankheiten, Impfungen, Urlaub oder ein Ausflug. Meist ist das aber nur eine Phase, nach der sich das normale Schlafverhalten wieder einpendelt. Wenn Euer Baby hierdurch aber zwischendurch weniger oder unruhig schläft, lasst in dieser Zeit bitte dem Baby, was das Schlafen angeht, den Vortritt, und passt Euch an, denn hier ist es wichtig, dass der Körper Eures Babys wieder Kraft tankt. Das klappt am besten, wenn es schläft. Natürlich ist dieser Schlafrhythmus für Euch Mamas alles andere als normal, aber durch die Schwangerschaft hat sich Euer Körper durch die Hormonumstellung auf diese Situation vorbereitet. Schlaft ruhig mit dem Kind zusammen, auch tagsüber. Solange sich dies einrichten lässt, nutzt die Gelegenheit. Auch Ihr braucht Eure Kräfte. Schließlich kostet Mama-Sein viel Kraft und verlangt körperlich und psychisch sehr viel von Euch!

Also, seid in dieser Zeit nicht zu streng mit Euch und lasst Euch einfach darauf ein, dass sich einfach viel ändert und dazu gehört auch ein anderer Schlafrhythmus.

Noch eines: Lasst Euch von anderen Eltern nicht ins Bockshorn jagen. Sicherlich gibt es diese Kinder, die vom ersten Tag an durchzuschlafen scheinen. Ob sie dies tatsächlich tun oder ob die Eltern sie bewusst alleine lassen, bis sie endlich schlafen, weiß keiner. Hört Euch diese Geschichten an, freut Euch für die anderen Eltern und schüttelt diese Geschichte sofort wieder ab. Sie üben nur Druck auf Euch aus, der absolut nicht notwendig ist. Wie sagte unsere Hebamme so schön: Jeder bekommt das Kind, das er braucht!

Die richtige Liegeposition des Babys

Zum Schluss noch das Thema, wie liegt mein Baby richtig?

Nach langen Studien ist mittlerweile hinreichend belegt, dass die Rückenlage bei Säuglingen die beste Schlafposition ist. Man ist von der Bauchlage abgekommen, da so das Risiko vom „Plötzlichen Kindstod“ minimiert wurde. Auch die Seitenlage ist nicht optimal, da sich das Kind von alleine auf den Bauch drehen könnte.

Sobald sich das Baby von alleine drehen kann, sollte man das Baby in dieser Position schlafen lassen, wie es das möchte. Dies kann übrigens früher eintreten, als man es sich wünscht. Wenn das Kind den Dreh aber erst einmal herausgefunden hat, kann man es nicht mehr ändern.

Ab dem 3. Monat beginnt Euer Baby damit, sich dem Licht zuzuwenden. Um zu verhindern, dass Euer Baby sich immer nur auf eine Seite dreht, solltet Ihr ab und zu das Bettchen drehen, denn so wird verhindert, dass Euer Baby eine schiefe Kopfform bekommt.

Mein Baby kommt nicht in den Schlaf – was nun?

Ihr habt bestimmt auch schon gehört, dass jemand sagt, dass das Baby nicht in den Schlaf findet. Hier ist es so, dass das Kind total übermüdet, nicht in seinem Schlafrhythmus ist. Dadurch ist es dann komplett gestresst. Das Baby hat nicht viele Möglichkeiten, um sich auszudrücken, deshalb fängt es an zu weinen. Hier sind nun Eure Liebe und Geduld gefragt. Euer Baby braucht Eure Hilfe.

Wir möchten Euch hier einige Möglichkeiten aufzeigen, Eurem Baby diesen Stress zu nehmen, um sich wieder zu beruhigen, so dass es ganz friedlich einschlafen kann.

Hunger/Durst

Jede Mutter kennt nach kurzer Zeit die Tonlage seines Kindes, wenn es Hunger hat. Es möchte also gestillt werden. Kein Problem. Es sollte nur darauf geachtet werden, dass es nicht an der Brust einschläft. Sicherlich ist dies für das Baby wundervoll. Nur leider kann es sich so dermaßen daran gewöhnen, dass es zum Einschlafen grundsätzlich an die Brust möchte. Eine Forderung, die nun wirklich nicht umsetzbar ist.

Ist das Kind schon etwas älter und hat Durst, kann die Flasche für ein paar Schluck Wasser gegeben werden. Danach wird das Kind zum Einschlafen wieder hingelegt. Ist ein normaler Schlafrhythmus bereits vorhanden, sollte dies kein Problem sein.

Volle Windel

Da gibt es keine zwei Meinungen: Eine volle Windel muss natürlich gewechselt werden. Damit das Kind nicht ganz wach wird, sollte nur gedämpftes Licht angeschaltet werden. Schnell und zügig muss es auch gehen. Dies ist vielleicht in den ersten Nächten nach der Geburt noch ein kleines Hindernis. Im Laufe der Zeit aber werdet Ihr Experten darin sein und beinahe mit geschlossenen Augen die Windeln wechseln.

Fehlende Nähe - Körperkontakt

Berührt Euer Baby sanft am ganzen Körper und versucht es so zu beruhigen. Euer Baby wird Euren Herzschlag wahrnehmen und es wird seinen Herzschlag an Euren anpassen. So wird es ruhiger und kann beruhigt in den Schlaf gleiten. Nein, man muss sich nicht immer dazu kuscheln, damit das Kind einschlafen kann, auch wenn es natürlich eine tolle Sache wäre, aber gelegentlich muss es genügen, wenn Ihr das Kind mit der Hand berührt.

Natürlich, wenn Ihr sowieso gerade schlafen gehen wollt, könnt Ihr Euch dazu legen. Das Kind kommt in seinen Schlafbalkon, direkt am Bett. So kann das Kind selig, mit Eurem Geruch in der Nase, Eure Wärme spürend in aller Ruhe wieder einschlafen.

Manchmal ist es jedoch notwendig, das Baby aufzunehmen und im Arm zu wiegen. Dies kann die Mama oder auch der Papa übernehmen, wer in der Nacht gerade zuerst aufgewacht ist. Dem Kind ist es egal, Hauptsache, es spürt und riecht einen seiner Lieblingsmenschen. Naja, und wenn die beiden einmal nicht da sind, begnügt es sich sogar mit der Oma, dem Opa oder einer der Betreuerinnen in der Kinderkrippe.

Müde und Krank

Für ein ständiges Weinen können auch körperliche Schmerzen die Ursache sein. Wenn Ihr Euch sicher sein wollt, fragt Euren Kinderarzt um Rat. Dieser kann dann sehr schnell feststellen, ob es körperliche Ursachen hat oder ob das Baby einfach nur müde ist.

Vertraut Eurer inneren Stimme, denn nicht jedes Unwohlsein des Kindes gehört in die Hände des Kinderarztes. So können etwa Blähungen der Grund für ein länger anhaltendes Weinen sein. Auch andere Erkrankungen des Verdauungstraktes wie Magenschmerzen, Verstopfung oder Durchfall gehören zu diesem Themenbereich. Gelegentlich kann ein Temperaturanstieg gegen Abend bemerkt werden. Das kann bei Babys leicht einmal passieren. Überwacht die Temperatur. Solange sie nicht zu hochsteigt, sollte man eventuell Wadenwickel machen, das Kind aber ansonsten „nur" beruhigen. Vielleicht dauert es noch eine Weile, aber es wird schon wieder einschlafen.

Bäuerchen

Viele Babys machen nach dem Stillen oder Füttern ihr Bäuerchen. Doch nicht immer kommt die Luft, die sie verschluckt haben auch vollständig heraus. Natürlich kann das vorher niemand sehen. Doch in der Nacht bemerkt das Kind dann die überschüssige Luft im Magen /Darm, und macht sich durch Weinen bemerkbar. Meist beruhigt sich das Kind sehr schnell, sobald die überschüssige Luft den Verdauungstrakt verlassen hat.

Natürlich gibt es noch weitere Ursachen, die einen unruhigen Schlaf, ein Aufwachen mitten in der Nacht sowie Weinen und Verwirrtheit auslösen können.

- Wie war der Tagesablauf? Kam es zu Stresssituationen oder einem längeren Aufbleiben, vielleicht durch eine Feier im Familienkreis? Vielleicht ein Arztbesuch?
- Lärm: Dieser wird von jedem Menschen anders definiert. So kann der Besuch des Wochenmarktes für das eine Kind ein Vergnügen mit vielen neuen Eindrücken sein, für das Andere ist es reine Lärmbelästigung.
- Hat das Kind sich geweigert, Mittagsschlaf zu machen?
- Steht das Kind am Beginn einer neuen Wachstumsphase oder beginnt es zu zahnen?

Natürlich kann diese Liste nicht vollständig sein. Jedes Kind, jede Mama, jeder Papa ist anders, sodass man vermutlich unendlich viele Optionen hätte. Dennoch habt Ihr einen kleinen Einblick bekommen, warum das Kind des Nachts so unruhig sein könnte.

Wie bekomme ich mein Baby doch noch zum Schlafen

Papa mit einbinden

Beim Körperkontakt sind nicht nur die Mütter gefragt. Jetzt kann der Papa mal zeigen, was er so gelernt hat, wenn es um seinen Nachwuchs geht. Natürlich wird Euer Kind spüren, dass es nicht die Mama ist, aber wenn Ihr den Papa von Anfang an mit einbindet, wird sich Euer Kind auch von ihm beruhigen lassen und ganz entspannt einschlafen. Manchmal ist dies ohnehin die bessere Lösung. Die Mama ist ohnehin schon von der „Tagesschicht" erschöpft. Da ist es oftmals der Papa, der einfach wesentlich ruhiger ist und das Kind mit seiner Ruhe einlullen kann.

Fußreflexmassage

Eine andere Variante wäre eine Fußreflexzonenmassage.
Durch das Berühren der Fußsohlen, werden alle Körperregionen des kleinen Körpers angesprochen. An den Füßen enden die meisten Nerven und somit habt Ihr die Möglichkeit durch eine sanfte Massage, Ruhe in den Körper Eures Babys fließen zu lassen. Achtung – Eine Fußreflexmassage sollte bei Groß und Klein nur dann angewandt werden, wenn es von einer fachlichen Kraft eine Einweisung gegeben hat. Dies wäre in diesem Fall die Hebamme oder Kinderkrankenschwester der Geburtsstation. Auch wenn es Stimmen dagegen gibt – mit einer Fußreflexmassage können auch negative Reaktionen ausgelöst werden. Bitte bedenkt dies, bevor Ihr sie anwendet, nur weil Ihr einige Seiten in einem Buch gelesen habt.

Laufendes Wasser

Das Geräusch von laufendem Wasser, erinnert das Baby an das Rauschen des Blutes der Mutter und an das Fruchtwasser.
Es erinnert sich an die beruhigenden Herzschläge der Mutter und kann so Stress abbauen.

Musik

Eine weitere Variante wäre das Hören von Musik. Viele Kinder mögen Musik. Ihr könnt das ja ganz einfach austesten, in dem Ihr verschiedene Arten von Musik ausprobiert. Viele Wissenschaftler haben herausgefunden, dass klassische Musik beruhigend auf Babys wirkt. Bestimmt habt Ihr Eurem Baby schon etwas vorgesungen, solange Ihr noch schwanger wart. Euer Kind kann diese Erinnerungen abrufen und beruhigt sich so wieder. Sollte das nicht klappen, dann macht einfach komische Geräusche oder zieht lustige Grimassen. Hier sind der Phantasie also keine Grenzen gesetzt. ACHTUNG – Hat sich das Kind aufgrund der Grimassen oder lustigen Geräusche erst einmal wach gelacht, ist es mit der Nachtruhe vorbei!

Rituale

Um einen routinierten Tagesablauf hinzubekommen, sind auch Rituale im Laufe des Tages nützlich. Daraus können sich auch feste Familientraditionen entwickeln. Wie zum Beispiel ein gemeinsames Frühstück, ein gemeinsames Mittag- oder auch Abendessen. Auf diese Weise könnt Ihr einige Grundpfeiler der Ruhe in den Tagesablauf setzen, die unumstößlich sind.

Es hilft auch, wenn man vor dem abendlichen Zubettgehen noch ein Abendritual einführt. Das kann ein kleines Abendgebet sein oder auch ein ganz bestimmtes Lied, welches man dem Baby vorsingt. Mit der Zeit wird Euer Baby erkennen, dass es nun ins Bett geht. Ganz sicher wird es darauf warten, dass Ihr mit Eurem Gesang oder Eurer kleinen Geschichte beginnt. Die Rituale helfen Eurem Kind auch, dass es in eine Vorruhephase eintritt. Sämtliche störende Einflüsse wird es Stück für Stück ausblenden, sich auf die Geschichte, den Gesang fokussieren und vielleicht sogar schon währenddessen einschlafen.

Ihr seht, das Thema Schlaf ist sehr interessant und wird Euch mit Sicherheit einige Zeit beschäftigen, denn leider kommen diese Phasen ab und an wieder. Nicht bei jedem Kind und nicht jedes Mal in der gleichen Intensität, doch die unterschiedlichen Entwicklungsphasen führen manchmal zu einer gewissen inneren Unruhe, die das nächtliche Aufwachen oder Einschlafprobleme mit sich bringt. Aber sie gehen vorüber – ganz sicher!

Und wenn es auch mal eine Phase gibt, in der Ihr Mamas und Papas wieder mal viel zu wenig Schlaf abbekommt, denkt einfach daran, für wen Ihr das alles tut und ein Lächeln entschädigt doch für so Vieles!

Das Risiko vom „Plötzlichen Kindstod"

Von diesem Phänomen habt Ihr alle schon gehört. In diesem Punkt können wir Euch jedoch unterstützen, um dieses Risiko zu minimieren. Ob es jemals vollständig vermieden werden kann, ist fraglich, da nicht alle Ursachen für den plötzlichen Kindstod bekannt sind.

- Nutzt einen Schlafsack anstelle einer Bettdecke. So kann sich das Baby die Decke nicht über den Kopf ziehen und ist dennoch permanent gleichmäßig zugedeckt. Die Größe sollte dem Alter bzw. der Größe des Kindes angepasst sein. Im ersten Jahr sind daher mehrere Modelle notwendig. Auch ein Pucksack leistet gute Dienste.
- Ein kühler Schlafplatz ist wichtig, um das Kind des Nachts nicht zu überhitzen.
- Das Kind sollte bis zum Ende des ersten Lebensjahres im elterlichen Schlafzimmer schlafen – entweder in einer „Schlafbucht", die an das Bett der Mutter angehängt wird oder im eigenen Bett in Reichweite der Eltern. So wird das Abdriften in zu lange Tiefschlafphasen vermieden.
- Die Matratze wie auch das gesamte Bettzeug müssen atmungsaktiv sein, um eine Luftzirkulation zu ermöglichen. Von ihr ist das angenehme Schlafklima abhängig.
- Lammfelle, Nestchen und Kuscheltiere sollten in der Schlafphase aus dem Bett geräumt werden. Das Lieblingskuscheltier darf natürlich bleiben, sollte aber klein gehalten werden.

- Es versteht sich von selbst, dass es keine spitzen Ecken, scharfen Kanten oder Ähnliches am Schlafplatz des Kindes geben darf.
- Das Baby sollte, wie bereits erwähnt, zum Schlafen auf den Rücken gelegt werden. Zum einen nehmen sie mehr wahr, zum anderen trainieren sie auf diese Weise die Motorik inklusive Hals-, Nacken- und Schultermuskulatur durch das Drehen des Kopfes.
- Wo ein Baby ist, sollte niemals geraucht werden. Und schon gar nicht im Schlafzimmer. Aber das versteht sich ja eigentlich von selbst!
- Im ersten Lebensjahr benötigt das Baby kein großes Kopfkissen! Wenn Ihr dennoch eines anbieten wollt, benutzt hier ein Flachkissen.
- Stillen beugt dem plötzlichen Kindstod vor. Je länger das Kind also gestillt werden kann, desto besser.

Checkliste Erstausstattung „Gute Nacht"

Hier möchten wir Euch noch eine Checkliste zur Hand geben, wenn es um die Erstausstattung im Bereich Schlaf geht:

- Kinderbettchen
- Stubenwagen (Ausführung mit Rollen kann sehr praktisch sein)
- Mobile
- Matratze
- Matratzenlaken
- Baby-Bettdecke
- Flachkissen
- Inkontinent-Matte für Eltern- und Kinderbett (falls die Windel zu voll wird oder verrutscht)
- Wärmekissen (Kirschkernkissen)

- Schlafsack (sieht aus wie ein Hosenträgeranzug), nur mit geschlossenem Fußraum --> ersetzt die Babydecke in den ersten Wochen, kann aber auch das ganze erste Jahr verwendet werden.)
- Baby-Phone
- Überwachungskamerasystem (in Kombination mit Baby-Phone möglich) – Sie ist ein Kann, kein Muss.

Mein Kind schreit nur? Was nun?

Wie bereits gelesen schreien Babys ab und an:

- wenn sie Hunger/Durst haben,
- wenn sie sich einsam fühlen,
- wenn die Windel voll ist,
- wenn sie müde oder krank sind,
- oder wenn sie ein Bäuerchen nach dem Essen machen müssen

Doch was, wenn es ungewöhnlich viel schreit? Nicht nur, dass sich ein Gefühl der Unzulänglichkeit einstellt, es kann auch sein, dass ein stetes Babygeschrei extrem an den Nerven zerrt. Hier bleibt einem nichts Anderes übrig, als in den Stunden, in denen das Kind schläft, ebenfalls zu schlafen. Es wird sich beim Erwachen sicherlich wieder bemerkbar machen. Für Dich, die ja für gewöhnlich zunächst beim Kind bleibt, steht diese Option natürlich im Raum. Du kannst Dich dem Rhythmus des Kindes anpassen.

Verschiedene Ursachen können ein stetes Geschrei auslösen.
So sind viele Kinder in den ersten drei Monaten sehr unruhig. Ihr Körper versucht sich nach der Schwangerschaft an das „reale" Leben zu gewöhnen und hat sichtlich damit zu kämpfen. Insbesondere der Magen-Darm-Trakt bedarf der Unterstützung. Es lohnt sich, das Kind viel in der Babytasche herumzutragen oder im Fliegergriff auf dem Arm zu haben. Durch diese Bewegungen wird der Darm sehr gut in Bewegung gehalten, wodurch die Blähungen besser abgehen sollten. Hier können Symbioflor 1 und 2 sowie

Mutaflor gute Dienste leisten. Mit diesen drei Mitteln wird die Darmflora des Kindes aufgebaut und gestärkt. Je besser diese funktioniert, desto weniger Blähungen sollten das Kind belasten. Sollten diese Probleme bei Eurem Kind auftreten, sucht Euren Kinderarzt auf, damit dieser die Therapiemöglichkeit bestätigen kann. Zudem solltet Ihr immer Anis-Kümmel-Fenchel-Tee im Hause haben. Dieser kann nach Absprache mit der Hebamme und dem Kinderarzt ungesüßt zusätzlich zur Muttermilch gegeben werden.
Ihr Mamas solltet im gleichen Zuge Eure Nahrung einmal überprüfen. Esst Ihr regelmäßig Dinge, die zu Blähungen führen können? Vielleicht viel Zwiebeln, Kohl oder Knoblauch? Was im Normalfall überhaupt kein Problem wäre, kann in der Stillzeit zu Blähungen beim Kind führen, da die Inhaltsstoffe ja zum größten Teil in die Muttermilch übergehen.

Zudem wäre es schön, wenn das Stillen selbst noch einmal kontrolliert wird. Trinkt das Baby vielleicht zu schnell? Dabei kann es zum Verschlucken von Luft und somit zu Blähungen kommen.

Klappt es mit dem Stillen nicht so wie es sein soll und Du stellst gerade auf Ersatzmilch um? Auch dabei kann es durch die Nahrungsumstellung zur vermehrter Gasbildung kommen. Grundsätzlich sollte bei anhaltendem Schreien das Kind dem Kinderarzt vorgestellt werden. Ein Leistenbruch, eine Schiefstellung der Halswirbelsäule, eine Gelenksblockade
oder eine Ohrenentzündung – eine genaue Diagnose kann zur Behebung der Ursache führen.

Es gibt auch extrem sensible Kinder, die mit der Geburt und allem, was ihnen danach widerfährt, einfach nur überfordert sind. In diesem Fall sollte es im Haus ruhig und liebevoll wohlig sein, denn alle Reize werden, wie bei einem Schwamm, förmlich aufgesogen. Diese kann das Baby jedoch nicht verarbeiten. Habt Ihr Euch gefreut, so schnell mit dem Kind wieder unter Leute zu kommen, sind diese Pläne ad acta zu legen. Stattdessen ist alles erlaubt, was ruhig und mit wenig Reizen verbunden ist. Dann gibt sich auch das Geschrei. Viel Körperkontakt, leise Gespräche mit dem Kind und selber viel Kraft, um die innere Ruhe aufrecht erhalten zu können, sind jetzt gefragt. Je gelassener mit dieser Situation umgegangen wird, desto schneller kann das Baby sich auf die „neue Welt“ einlassen, ohne extrem darauf zu reagieren.

DAS WICHTIGSTE: Das Baby darf, was immer auch passiert, wie schlimm auch immer das Geschrei ist, **NIEMALS** geschüttelt werden. Es kann von Vorteil sein, wenn Du das Kind zunächst an einem sicheren Ort, etwa dem Babybett, ablegst und Dich selber beruhigst. Bist Du wieder ruhig, kannst Du Dich nun wieder der Beruhigung des Kindes widmen. Wenn Du/Ihr die Option habt, schickt ab und an die Tante, die Oma oder den Opa mit dem Kind im Kinderwagen nach draußen. Frische Luft tut dem Kind gut. Sollten zu viele Reize vorhanden sein, kann eine Gardine vor den Kinderwagen gehängt werden. So ist es abgeschirmt. Während sie spazieren fahren, könnt Ihr Euch wenigstens für einen kurzen Augenblick erholen. Mit viel Glück wird das Kind schlafend wieder bei Euch abgeliefert. Lasst es schlafen, solange es ihm möglich ist, denn auch für das Kind ist das Schreien kräftezehrend. - Manchmal wäre es vielleicht auch für die Mama die beste Option, das Kind in den Kinderwagen zu verfrachten und mit ihm ins Freie zu gehen. Die Bewegung des Wagens beruhigt viele Kinder. Die frische Luft macht müde. Die Eindrücke lenken von der inneren Unruhe ab und für Dich sind die Eindrücke außerhalb der eigenen vier Wände auch wichtig, denn sie zeigen Dir, dass das Leben weitergeht und es nicht ausschließlich das Kind gibt. Dies kann sehr wichtig sein, um Deine innere Ruhe wieder in die Balance zu bringen.

DER ALLTAG

In den vergangenen Kapiteln sind wir auf die allerwichtigsten Dinge eingegangen, die Euer Baby zu Beginn seines Lebens beschäftigen wird. - Essen und Schlafen 😊

Mit der Zeit gewinnen aber auch andere Dinge im Alltag an Bedeutung. Nicht immer fällt es der Mama leicht, den Alltag wieder aufzunehmen. Kein Wunder, die erste Zeit mit dem Baby ist mit die schönste Zeit, die sich eine Frau in ihrer Lebenszeit wünschen kann. Vorausgesetzt, sie hat die Möglichkeit, sich die Zeit dafür zu nehmen. Der Erziehungsurlaub ist hoffentlich rechtzeitig beantragt und genehmigt worden. Hoffentlich habt Ihr Euch bereits während der Schwangerschaft gut darauf vorbereiten können. So ist ein guter Vorrat neuer Bücher, DVD's, Hörbücher, Handarbeiten und und und vorhanden, damit die Mama sich in der Zeit, in der das Baby schläft nicht langweilt. Schließlich kann man nicht jedes Mal ebenfalls ein Nickerchen machen. Allerdings ist es eine nette Idee, die hoffentlich zumindest ab und an in die Tat umgesetzt werden kann.

Es ist richtig, die erste Zeit nach der Geburt ist wichtig für das Bonding, also die Verbindung zwischen Mutter und Kind. Auch ist es für die Eltern die wichtigste Zeit überhaupt, da sie jetzt beweisen müssen, sich selber beweisen müssen, dass sie bestens vorbereitet sind und alles im Griff haben. Nachdem sich alle Familienmitglieder akklimatisiert und harmonisiert haben, ist es irgendwann auch an der Zeit, wieder normale Dinge zu machen. Wann etwa kommt das Baby das erste Mal zum Einkaufen mit? Wann kann die Mama das erste Mal wieder in aller Ruhe Backen und Kochen, ohne dass jemand bei dem Baby ist, damit sie ihre Arbeit nicht unterbrechen muss? Fragen über Fragen, die jeder nur für sich selber beantworten kann. Doch eines ist sicher: Der Alltag kommt schneller, als man möchte. Doch ist er erst einmal da, wird man ihn nicht mehr los werden. Nun muss der Tagesablauf irgendwie angepasst werden, damit wieder alle mit der Situation zufrieden sein können.

Habt Geduld, mit dem Kind, mit Euch, mit allen Behandlern sowie allen Menschen, die regelmäßig mit dem Kind zu tun haben.

Die Hebamme begleitet Euch noch eine Zeitlang

Ihr wisst bestimmt, dass Ihr ein Anrecht habt, dass die Hebamme noch 10 Tage nach der Geburt täglich zu Euch kommt, und die ersten Handgriffe mit dem Baby zeigt. Die Krankenkasse übernimmt hierfür die Kosten. Sollten medizinische Gründe vorliegen, die eine Verlängerung dieser Betreuung notwendig machen sollten, sollte ein Attest des Gynäkologen bzw. der Hebamme ausreichen, damit diese durchgeführt werden kann.

Natürlich ist diese Betreuung kein Muss. Sie dient der Fürsorge für die Mama und dem Baby. Sie schaut auch nach eventuellen Operationsnarben, die während der Geburt bei Euch Mamas entstanden sind. Es empfiehlt sich, dieses Angebot anzunehmen. Selbst wenn Ihr Euch mit allem sicher seid, gibt die Resonanz durch die Hebamme Rückhalt und stärkt das Gefühl, alles richtig zu machen. Ein Feedback, das man nur selten aus der eigenen Familie erhält!

Hier noch ein kleiner Tipp

Auch wenn es in der heutigen Zeit nicht mehr so oft zu einem echten Dammriss kommt und nur selten ein Dammschnitt durchgeführt wird, kann es zu Rissen im Intimbereich kommen, die direkt nach der Geburt vernäht werden. Ja, die verwendeten Fäden sollten eine bestimmte Zeit verbleiben. Entweder werden sie noch im Krankenhaus oder später bei der Nachuntersuchung beim Gynäkologen gezogen. Sollte bei Euch vorzeitig ein Faden gerissen sein, helfen im Intimbereich Quarkwickel und natürlich Arnica zur Einnahme.

Betreuung durch Krippe oder Tagesmutter?

Bereits während der Schwangerschaft ist bei den meisten schon klar, ob und wer nach der Geburt nach dem Baby schaut und wie die Betreuung organisiert ist.

Hier ist, dank der Elternzeit, für die ersten 12 oder 14 Monate ja schon durch den Gesetzgeber gesorgt. Ihr Mamas und Papas könnt Euch um die Betreuung Eurer Kinder kümmern. Die Zeit kann auch gut untereinander aufgeteilt werden. Ganz nach Euren Vorstellungen.

Die Frage stellt sich dann eher, was passiert mit Eurem Baby nach der bezahlten Elternzeit, in der Ihr Elterngeld beziehen könnt?

Wenn hier nicht Oma und Opa einspringen können oder Ihr als Eltern über Schichtarbeit die Betreuung abdecken könnt, müsst Ihr Euch am besten schon in der Schwangerschaft Gedanken über einen möglichen Krippenbesuch oder Betreuung durch eine Tagesmutter machen.

Die Wartezeit sind oft hier regionsabhängig sehr lange. Es macht mit Sicherheit Sinn, dass Ihr das abklärt, so dass Ihr nachher hiermit keinen Stress mehr habt. Oftmals ist es so, dass Ihr noch während der Schwangerschaft einen Antrag auf die Betreuung stellen müsst, andernfalls bekommt Ihr den Platz nicht zum benötigten Zeitpunkt!

Sicherlich steht Euch nach der aktuellen Gesetzgebung sowohl ein Krippenplatz als auch ein späterer, regulärer Kindergartenplatz zu. ABER das bedeutet nicht, dass sich dieser auch in dem von Euch präferierten Kindergarten / Krippe befindet. Denn eines ist sicher – eine ausreichende Anzahl von Plätzen, sodass tatsächlich jedes geborene Kind aufgenommen werden könnte, sind noch nicht einmal ansatzweise vorhanden. Und Einklagen bringt irgendwie auch nichts. Deshalb ist es wichtig, sich rechtzeitig umzuhören, umzuschauen. Vielleicht ist es notwendig, die Option einer privaten Elterninitiative zu wählen oder einen anderen privaten Betreuungsservice, um das Kind gut versorgt zu wissen.

Das richtige Halten und Hochnehmen

Das Hochheben und Halten Eures Babys ist das Wichtigste, was Ihr für den Anfang können müsst. Wie wollt Ihr es sonst auf den Arm nehmen? Zunächst die gute Nachricht: Ihr könnt eigentlich nichts falsch machen, solange Ihr achtsam seid. Denn Eines solltet Ihr Euch immer vor Augen halten: Babys lieben Berührungen, und sie sind nicht so zerbrechlich, wie sie wirken. Mit einer Ausnahme: Da der Kopf bei der Geburt im Vergleich zum restlichen Körper sehr groß ist, kann ihn das Baby noch nicht alleine aufrecht halten. Die Muskulatur hierfür wird sich aber innerhalb der nächsten Wochen von alleine bilden.

Das Hochheben und Halten sind sehr wichtig für das Baby. Mit diesen eigentlich gewöhnlichen Bewegungen wird die motorische Entwicklung des Kindes in Gang gebracht. Dafür muss die Halteposition natürlich immer wieder verändert werden.

Das erste Hochheben ist eigentlich ganz einfach und automatisiert sich schnell. Greift mit beiden Händen vorsichtig unter die Arme des Babys. Mit jeweils einem Finger wird der Kopf abgestützt. Nun wird es leicht auf die Seite gerollt und aus dieser Position hochgehoben. Jetzt könnt Ihr Euch das Baby in den Arm legen. Es wird leicht an den Körper gedrückt. Auf diese Weise haltet Ihr das Baby nicht nur, sondern könnt es bequem wiegen und trotzdem eine Hand frei haben, etwa um einen Tee zu trinken oder etwas in den Schrank zu räumen. Ihr werdet sehen, wie schnell diese kleinen Handgriffe für Euch zur Routine werden. Nach einigen Tagen werdet Ihr sie ganz selbstverständlich anwenden.

Eine andere Option, das Kind bequem zu halten, ist das Anlehnen an die Schulter. Viele Babys lieben es, gerade nach dem Stillen an der Schulter von Mama oder Papa zu ruhen. Auch diese Position ist für beide sehr bequem, egal ob Ihr sitzt, steht oder auch geht. Da die kleinen aber leider oftmals ein wenig vor sich hin sabbern, ist es von Vorteil, sich ein Moltontuch über die Schulter zu legen. Kauft am besten gleich ein, wenn nicht gar zwei 10er-Packungen davon. Es ist besser, Ihr habt einige zu viel als zu wenig im Hause.

Habt Ihr schon einmal von der Fliegerposition gehört? Ihr werdet sie genauso lieben wie Euer Kind. Das Kind wird auf Euren Unterarm gelegt, so dass sich sein Kopf auf Eurem Handballen bzw. Eurer Hand befindet. Diese Position ist sehr angenehm. Gerne wird sie eingesetzt, wenn das Baby Blähungen hat. Der leichte Druck auf den Bauch massiert die gesamte Bauchregion, was die Blähungen entweder auflöst oder sie in Richtung Enddarm schiebt, wo sie endlich entweichen können. Doch auch sonst erweist sie sich für alle Beteiligten als angenehm und praktisch.

Hier nochmal die besten Haltepositionen, die Euer Baby mag

- die Wiegeposition
- das Anlehnen an Eure Schulter
- die Fliegerposition

Kleidung kaufen - Checkliste

Euer Baby muss ja von Anfang an auch etwas zum Anziehen besitzen. Schon vor der Geburt seid Ihr bestimmt schon damit beschäftigt, die erste Kleidung für Euren Nachwuchs auszusuchen.

Hier ist es natürlich auch ein Muss, dass in der Krankenhaustasche, die mit zur Geburt muss, was Passendes dabei ist. Es ist natürlich auch ausschlaggebend, in welche Jahreszeit Euer Baby hineingeboren wird.

Aber hier im Folgenden seht Ihr eine Liste, mit der Ihr das Nötigste abdeckt.

Alle Dinge bitte jeweils in den Größen 50/56 und 62/68 besorgen

- 8 Bodys Kurz- und Langarm in 2 Größen (achtet hier darauf, Bodys zu kaufen, die an der Seite mit Druckknöpfen zu öffnen sind, dadurch muss der Kopf nicht durch den Bund gesteckt werden.
- 8 T-Shirts
- 4 - 6 Strampler
- 4 Jäckchen
- 1 - 2 Jogginganzüge
- Fäustlinge
- 2 - 3 Lätzchen zum Essen (lieber etwas zu groß als zu klein)
- Badetücher
- 3 - 4 Erstlingssocken
- 5 Mullwindeln
- 3 – 4 Erstlingsmützen
- Falls Dein Baby im Winter geboren wird: ein Overall
- 3 - 4 Wollsocken
- Wintermütze
- Handschuhe
- für Sommerkinder: Sonnenhut
- 4 Kurze Höschen
- 2 - 3 Kurzarmpullis

Ihr werdet mit Sicherheit auch Einiges an Geschenken zur Geburt erhalten. Also, übertreibt es nicht mit dem Einkaufen. Natürlich gerät man ins Schwärmen, wenn man das eine oder andere goldige Kleidungsstück findet. Aber bedenkt, Euer Baby wird sehr schnell aus der jeweiligen Größe herauswachsen. Oft ist es so, dass nicht mal alle Strampler angezogen werden können, da sie nach kürzester Zeit schlichtweg zu klein geworden sind. Hier werdet Ihr auch Eure Erfahrungen machen und dann selbst entscheiden, was Euer kleiner Sonnenschein braucht.

Schlussendlich ist es wichtig, dass Euer Baby bequeme und auf jeden Fall hautfreundliche Kleidung anhat, in der es sich wohlfühlt. Das nichts kratzt oder juckt und es sich kuschelig wohlfühlen kann. Da es mittlerweile ein Überfluss an Babykleidung, neu, wie auch Second Hand, gibt, werdet Ihr mit Sicherheit auch was für Euren Geschmack finden!

Badezimmersituation - Checkliste

Es ist auch im Badezimmer wichtig bzw. im Wickelbereich, dass Euer Baby gut versorgt wird. Hier könnt Ihr Papas glänzen. Denn wenn wir mal ehrlich sind, beim Stillen spielt ihr ja nicht so die große Rolle. Wenn Euer Baby natürlich nicht gestillt wird, ist die Situation eine andere. Aber nutzt diese Gelegenheit im Bad oder am Wickeltisch eine ganz enge Bindung zu Eurem Baby aufzubauen.

Wir hatten in einem anderen Kapitel von sogenannten Ritualen gesprochen. Hier im Badezimmer könnt Ihr zum Beispiel eines entstehen lassen. Fürs Baden könnt grundsätzlich immer Ihr Papas zuständig sein. So habt Ihr Euren kleinen privaten Bereich mit Eurem Baby! Alle Babys baden gerne. Falls Ihr keine Badewanne habt und nicht jedes Mal Unmengen an Wasser verbrauchen wollt, gibt es hierfür extra Baby-Badewannen, die in die Dusche oder Badewanne gestellt werden können. Das Wasser sollte körperwarm sein (37°C). Hierfür sollte man sich ein spezielles Badethermometer mit Babybad-Anzeige besorgen. Das Baby sollte zudem auch nicht länger als 5-10 Minuten gebadet werden. Der Kopf sollte immer gut gestützt werden. Natürlich kann auch der Kopf mit Wasser abgewaschen werden. Ein Baby-Waschlappen tut hier gute Dienste. In den ersten Wochen ist es nicht notwendig, eine Seife oder Ähnliches zu verwenden, da das erste Bad mit Seife erst stattfinden soll, wenn der Nabel abgeheilt ist. Zudem könnte die Seife die Haut des Neugeborenen angreifen. Zu häufig sollte auch nicht gebadet werden. Denn auch die Neugeborenen-Haut verträgt nicht unendlich viel Wasser. Ein angemessenes Intervall ist hier ein bis zweimal die Woche.

Und Papas - ganz wichtig! Haltet das Baby ganz fest. Euer Baby wird mit Sicherheit im Wasser strampeln und der Kopf des Kindes darf nie unter Wasser geraten.

Nach dem Baden achtet bitte darauf, dass Ihr Euer Baby gut abtrocknet. Alle noch so kleinen Falten sollten wieder trocken sein! Ihr wollt ja keine Infektion riskieren!

Eine Ausnahme hinsichtlich des Badeintervalls gibt es schon: Die berühmt, berüchtigten Spuckkinder! Es gibt einige Neugeborene, die einfach bei jedem Stillen einen Teil ihrer Mahlzeit gerne wieder mit den Eltern teilen. Sehr löblich gedacht, nur leider nicht sonderlich förderlich für die eigene Sauberkeit. Anstatt lecker nach Baby zu riechen, muffeln diese Kandidaten nach saurer Milch. Sie müssen natürlich täglich gut gesäubert werden. Ihr müsst ausprobieren, ob dies mit einem Waschlappen zu bewältigen ist oder doch ein tägliches Bad ansteht. In diesen Fällen ist darauf zu achten, dass insbesondere die Hautfalten am Hals gut gereinigt werden. Nein, schaden kann die Milch der Haut nicht. Aber verbleibt sie dort, kommt es zur Bakterienbildung und dem Entstehen des säuerlichen Geruchs. Dem kann man jedoch schnell entgegenwirken.

Hier noch eine kleine Auflistung der Dinge, die Ihr für den Bereich rund um das Badezimmer benötigt:

- Wickelkommode mit Wickelauflage
- Baby- Badewanne
- Badethermometer
- Babynagelschere
- Babyöl – nur bei Bedarf einsetzen, bitte
- Wundschutzcreme – nur bei Bedarf einsetzen, bitte
- Haarbürste
- Windeleimer- hier achtet bitte auf eine geruchsneutrale Variante!
- Wattepads
- Anti-Rutsch-Steifen für Badewanne oder Dusche
- Optional: Heizstrahler – bei Winterkindern zu empfehlen.
- Windeln (Größe 1)
- Feuchtetücher oder Babywaschlappen für den Intimbereich
- Fieberthermometer

Und auch beim Baden gilt. Der Wohlfühlfaktor darf nicht zu kurz kommen!

Schnuller – Ja oder Nein ?

Nun beschäftigen wir uns mit dem Thema Schnuller. Die Entscheidung, ob Euer Baby einen Schnuller bekommt, liegt ganz allein bei Euch. Mittlerweile gibt es ja eine Vielzahl von Herstellern, die Schnuller in den verschiedensten Formen anbieten. Bis jetzt gibt es jedoch noch keinen Schnuller, der tatsächlich komplett kiefergerecht ist und zu keinen Verformungen führen könnte. Unser Großer war zum Beispiel ein Fan von den kirschförmigen Saugern, da er ihn wohl an die Form der Brustwarze erinnert hat. Hier hat jedes Kind seinen eigenen Geschmack und findet den idealen Schnuller.

Hier zuerst einmal eine Liste, die für bzw. gegen einen Schnuller sprechen

Pro Schnuller

- Euer Baby beruhigt sich schneller, wenn es weint.
- Als Trostmittel bei der Trennung von Euch Mamas
- Saugen gilt als Urinstinkt bei Babys. Der Schnuller dient hier als Ersatzmittel.
- Der Schnuller hilft Frühgeborenen den Schluck- und Saugreflex auszubilden.
- Regelmäßiger Schnuller-Einsatz vor dem Einschlafen scheint dem Plötzlichen Kindstod entgegenzuwirken.

Trotzdem sollte der Schnuller eine freiwillige Sache für Euer Baby bleiben. Fällt der Schnuller beim Schlafen aus dem Mund, lasst ihn draußen.

Contra Schnuller

- Durch den Schnuller wird schnell mal übersehen, dass Euer Baby eigentlich Hunger hat.
- Wenn das dazu führt, dass Euer Baby weniger an die Brust kommt, geht auch die Milchbildung zurück.

- Der Wechsel zwischen Saugen an der Brust und Saugen am Schnuller kann Euer Baby irritieren, da das Saugen an Brust und Schnuller unterschiedliche Bewegungen sind.
- Es gibt keine wirklich kiefergerechten Schnuller, wodurch die Zunge nicht in Ihrer natürlichen Ruheposition liegt.
- Solange das Baby mit der Brust und den äußeren Umständen rundum zufrieden ist, wird es keinen Schnuller oder auch Daumen brauchen.
- Durch den Schnuller kann es, wird er zu lange gewährt, zu Fehlstellungen bei den Zähnchen kommen. Der Kiefer kann sich unter Umständen verformen. Hier solltet Ihr also immer mit Eurem Zahnarzt in Kontakt sein. Er wird zur Not die Reißleine ziehen und Euch sagen, wann mit den Schnullern endgültig Schluss sein muss. Und dieser Zeitpunkt sollte grundsätzlich eher früher als später sein.

Was wichtig ist und was Ihr unbedingt beachten solltet, wenn Ihr Euch für den Schnuller entscheidet:

- Der Schnuller ist kein Ersatz für Schmusen mit Euch.
- Der Schnuller darf nicht den ganzen Tag im Gebrauch sein.
- So bald als möglich sollte wieder damit begonnen werden, den Schnuller abzugewöhnen.
- Keinen Schnuller, bevor das Stillen bzw. Füttern mit der Flasche nicht einwandfrei funktioniert.
- Den Schnuller immer sorgfältig reinigen und Gummisauger mehrmals in der Woche auskochen. Bei Silikonsaugern ist das Auskochen nicht notwendig.

Nun ist es aber nicht alleine Eure Entscheidung, ob Euer Kind einen Schnuller nehmen wird oder nicht. Viele Kinder lehnen den Schnuller schlichtweg ab. Egal, wie oft und lange ihr versucht, dass der Schnuller im Mund bleibt, die Babys schieben ihn immer wieder heraus. Dann ist es in dem Fall so, dass Euer Kind ein schnullerfreies Leben führen will. Damit müsst Ihr dann zurechtkommen. Auch Euer Baby hat ein Mitspracherecht. Auch wenn es sich noch nicht artikulieren kann, wird es Euch ganz deutlich zeigen, was es will und was nicht!

Windeln wechseln

Jetzt kommen wir zu einer Aufgabe, die Euch sehr lange beschäftigen wird. Windeln wechseln gehört ab Geburt für eine gewisse Zeit zu Eueren täglichen Aufgaben. Hier liegt jetzt nicht die Entscheidung an, ob Ihr Windeln wechseln wollt, sondern nur, mit welcher Windel Ihr das tun wollt.

Es gibt zwei Möglichkeiten. Höschenwindeln oder Stoffwindeln.

Die heutigen Höschenwindeln kommen allen modernen Forderungen nach. Das alleine reicht aber noch nicht aus. Mittlerweile sind sie mit Sonderkomfort ausgestattet. Die Windeln saugen den Urin auf und behalten diesen im Saugkörper zurück. So liegt das Baby immer weitestgehend trocken und wenn der Stuhl dazukommt, vermischt sich dieser nicht mit dem Urin, und die Bildung von Ammoniak, der durch die Vermischung entstehen würde, wird verhindert.

Zudem halten die Windeln dicht die Kleidung bleibt trocken und weder Urin noch Stuhl dringt nach draußen. Das heißt natürlich auch, dass die Babyhaut keinen Kontakt mit unliebsamen Keimen hat. Dies hat vor Allem einen Vorteil bei Krippen- oder Kindergartenkinder, die noch eine Windel tragen. So werden weniger Magen-Darm-Keine und Krankheiten übertragen.

Wichtig ist natürlich, dass die Windel gut sitzt und sie das Baby nicht in seinem Bewegungsdrang stört.

Das Pendant zu den Höschenwindeln sind die Stoffwindeln. Hier sollten immer 20 Windeln mit Verschluss und Windeleinlagen auf Vorrat zuhause sein. Für die äußere Schicht könnt Ihr entweder ein Windelvlies oder ein kurzes Höschen verwenden. Dies Windeln müssen gewickelt bzw. gefaltet werden. Die dazu benötigte Technik kann Euch Eure Hebamme mit Sicherheit zeigen. Auch hier gilt, dass das Windelpaket gut sitzen muss, so dass sich Euer Baby gut bewegen kann.

Die vollen Windeln werden ausgespült und anschließend bei 60 Grad in der Waschmaschine gewaschen. Zusätzliches Desinfektionsmittel wird nicht benötigt. Es gibt aber auch Firmen, die einen Rund-um-Service anbieten, also die gebrauchten Windeln waschen und Euch dann wieder saubere liefern. Ob es einen solchen Service auch in Eurer Region gibt, lässt sich schnell herausfinden.

Egal wie Ihr Euch entscheidet, die beste Zeit zum Wickeln ist vor dem Füttern. Natürlich ist oft die Windel danach wieder voll. Aber viele Babys schlafen nach dem Füttern ein und da ist eine volle Windel zunächst egal. Es steht natürlich nicht zur Debatte, dass eine Stuhlwindel nicht ausgewechselt wird! Bei Stoffwindeln sollte allerdings auch die nasse Windel gewechselt werden, damit das Kind ungestört schlafen kann. Es könnte anderenfalls vorzeitig wegen der Nässe aufwachen.

Wenn das Baby bereit zum Wickeln ist, sorgt bitte dafür, dass alles, was Ihr dazu braucht, in greifbarer Nähe liegt. Lasst Euer Baby auch nicht nur eine Sekunde aus den Augen. Ja, es bewegt sich am Anfang noch nicht allzu sehr, aber es sind schon viele Unfälle rund um den Wickeltisch passiert. Ihr wollt sicher nicht, dass Euer Baby sich in diese Statistik einreiht.

Schaut auch bitte, dass Eure Wechselkleidung direkt am Wickeltisch untergebracht ist und Ihr nicht woanders hinlaufen müsst.

Vorsicht ist oberstes Gebot und schließlich geht es um die Sicherheit Eures Kindes!

Zum Windeln wechseln gehört auch die richtige Reinigung des Intimbereichs Eures Babys. Reinigt den Po bitte immer mit einem nassen Waschlappen oder mit feuchten Hygienetüchern. Und achtet bitte immer darauf, den Waschlappen auszuwaschen, so dass keine Stuhlreste mehr vorhanden sind. Nehmt bei den Feuchttüchern einfach so viele, dass der Po wieder sauber ist. Sollte Euer Baby mal einen wunden Po haben, gebt ein wenig Muttermilch darauf. Diese ist für Euer Baby ein Allheilmittel. Falls nicht vorhanden, benutzt einfach eine Wundschutzcreme oder alternativ Heilwolle.

WICHTIG bei Mädchen.

Die Scheide immer von vorne nach hinten wischen.
Damit wird verhindert, dass evtl. Stuhlbakterien hineingeraten!

WICHTIG bei Jungen

Achtet hier bitte darauf, dass die Vorhaut des Gliedes nicht gegen den natürlichen Widerstand zurückgestreift wird. Ab dem ersten Geburtstag könnt Ihr langsam damit anfangen die Vorhaut zu bewegen.

Wenn Euer Baby während des Wickelns auch manchmal etwas rabiater in seinen Intimbereich fasst, ist dies etwas ganz Normales/Natürliches und gibt keinen Anlass zur Besorgnis. Hier möchte es einfach nur seinen Körper erkunden.

Kopfpflege

Hierbei ist es wichtig, dass Augen, Nase und Ohren richtig gepflegt werden und verklebte Augen immer von außen nach innen gereinigt werden.

Eine verstopfte Nase wird nur mit einem feuchten Papiertaschentuch abgewischt und ggf. Verkrustungen am Eingang der Nase mit einem zusammengedrehten Tuch entfernt. Die Ohren lasst Ihr am besten in Ruhe. Beim Baden werden diese von außen gereinigt und anschließend abgetrocknet. Und bitte verzichtet auf Wattestäbchen! Diese schieben evtl. vorhandenes Ohrsekret nur weiter ins Ohr hinein. Das kann dann zu einem Pfropfen führen, den der Ohrenarzt entfernen müsste.

Nagelpflege

In den ersten 6 Wochen ist es nicht notwendig, die kleinen Nägel zu stutzen. Viele Kinder neigen jedoch dazu, sich mit den kleinen Nägeln zu kratzen. In diesem Fall könnt Ihr die noch sehr weichen

Nägel einfach, wenn sie seitlich eingerissen sind, ganz sanft abziehen.

Ab der 6. Woche sind die Nägelchen dann soweit ausgehärtet, jetzt könnt Ihr sie mit einer runden Babynagelschere in eine runde Form schneiden. Am besten nützt Ihr die Zeit, wenn das Kleine schläft. So kommt es zu keinen Verletzungen. Sollte es doch mal passieren, dass Ihr aus Versehen, die kleine zarte Haus verletzt, dann wascht die Stelle mit kaltem Wasser ab, so dass sich keine Entzündungen bilden. Bei Bedarf könnt Ihr hier auf Arnica zurückgreifen. Auch die kleinen Fußnägel dürfen nicht in Vergessenheit geraten. Hier achtet auf einen geraden Schnitt, so dass die Nägel nicht in die Haut einwachsen können.

Nabelpflege

Dies ist für viele Mamas und Papas ein ganz heikles Thema.
Sie wollen dem kleinen Baby nicht weh tun und auch nichts falsch machen.

Der Nabelrest, der nach dem Abtrennen der Nabelschnur noch vorhanden ist, fällt zwischen dem 3. und 8. Tag meist von alleine ab. Hier ist natürlich auch die richtige Pflege von Nöten.

Der Nabel wird einmal täglich mit abgekochtem handwarmem Wasser sanft gereinigt. Anschließend tupft Ihr ihn mit einer trockenen Mullwindel ab. Bitte nicht reiben oder daran reißen.

Noch eine kleine Idee, falls Ihr es wollt. Dieser kleiner Nabelrest ist ein schönes Erinnerungsstück an die erste Zeit mit Eurem Baby. Viele Eltern bewahren Ihn auf, um ihn später den Kindern zu zeigen.

Das Haus kindersicher umgestalten

Das Thema Sicherheit ist natürlich, wie in allen Bereichen des Lebens, ein sehr raumeinnehmendes Thema. Vielen Paaren ist es daher ein großes Bedürfnis, das Haus bereits vor der Geburt kindersicher gemacht zu haben. Allerdings kann an diesem Punkt beruhigt Entwarnung gegeben werden. Im ersten halben Jahr wird definitiv keine Vase umfallen und keine Steckdose erkundet werden. Aber natürlich ist es wichtig, viele Stolperfallen und gefährliche Dinge, die für uns Große selbstverständlich sind, in Sicherheit zu bringen bzw. für die Kleinen unerreichbar zu verstauen.

Am besten sollte mit dem Kinderzimmer begonnen werden. Hier wird das Kind seine ersten eigenen Fortbewegungsversuche machen. Sobald es mobil ist, muss der Rest der Wohnung gesichert werden. Was gehört also alles dazu?

- **Die Küchenschränke**: Egal, was sich darin befindet – es sollte gesichert werden. Kinder, die gerade mobil werden, nutzen nicht nur alles, um sich daran hoch zu ziehen. Nein, sie schaffen es auch irgendwie, alles aus den Schränken und Schubladen heraus zu holen und es genau oder auch weniger genau unter die Lupe zu nehmen. Insbesondere die Schubladen mit den scharfen Gegenständen sollten gesichert sein, damit sich niemand verletzt.
- **Steckdosen** sollten mit einer Kindersicherung abgedeckt werden. Diese gibt es in verschiedenen Ausführungen. Schaut einfach, welche Euch am besten zusagen. Für Erwachsene sind sie sehr einfach zu handhaben.
- **Pflanzen:** Natürlich möchte man auch mit Kindern nicht auf seine geliebten Zimmerpflanzen verzichten. Doch kann es von Vorteil sein, wenn man sie zumindest für den Beginn der mobilen Phase des Kindes an höhere Standorte verbannt. Wer ausreichend Raum sein Eigen nennen kann, hat auch die Möglichkeit, ein Blumenzimmer einzurichten. Jedoch können sie erst einmal ungestört weiterwachsen, ohne dem kindlichen Erkundungsdrang zum Opfer zu fallen. Es besteht zumindest bei kleineren

Blumentöpfen die Option, sie mit einer Blumenampel von der Decke herabhängen zu lassen. Stehen größere Pflanzen, wie Palmen und Benjaminis im Raum, so ist es von Vorteil, die Erde mit einem Abdeckgitter abzudecken, damit die Erde im Topf verbleibt. Rollenuntersätze sind zurzeit tabu.

Ihr wünscht Euch noch mehr Sicherheit? Nun vielleicht sollte man sich und dem Kind Einiges zutrauen. Man kann einfach nicht alles wegräumen oder aus dem Weg schaffen. Dies birgt die Chance, dass das Kind von klein auf lernt, Grenzen zu akzeptieren und auf seine Eltern zu hören.

Spielsachen - Checkliste

Natürlich kommt auch irgendwann der Tag, an dem Euer Baby Spielsachen geschenkt bekommt oder Ihr auch das eine oder andere Teil kauft.

Diese Dinge sind besonders beim Spielzeugkauf zu beachten. Die Spielsachen müssen sein

- ungefährlich
- leicht zu reinigen
- altersgemäß
- nicht spitz oder scharf
- unzerbrechlich
- nicht aus Glas oder Blech
- nicht die Möglichkeit bieten, dass sich Euer Kind strangulieren könnte
- farbecht
- nicht zum Auf-/ oder Zudrehen
- groß genug, damit es sich das Baby in keine Körperöffnung stecken kann

Achtet auf jeden Fall darauf, dass die Spielsachen mit dem GS- oder TÜV-Prüfzeichen gekennzeichnet sind.

Egal, mit was sich Euer Kind auch beschäftigt, am allerwichtigsten ist der Spaßfaktor. Er darf auf keinen Fall fehlen, denn ansonsten wird das Spielzeug nicht beachtet und landet in irgendeiner Schublade oder einem Karton auf dem Dachboden.

Wickeltasche - Checkliste

Jetzt kommt die Wickeltasche ins Spiel. Bei vielen Kinderwagen ist die Wickeltasche schon im Set enthalten. Wichtig ist, dass sie groß genug ist, damit Ihr alle notwendigen Dinge verstauen könnt. Und denkt auch daran, es ist oft nicht unbedingt praktisch, dass Ihr auch noch Eure Handtasche mit Euch herumtragt. Daher rechnet gerne noch den Platz für Eure persönlichen Utensilien mit ein, so dass das Unterwegssein mit der Familie eine runde Sache wird. Die Wickeltasche lässt sich gut über den Lenker des Kinderwagens hängen oder auch unten im Korb verstauen, so dass Ihr sie nicht mit Euch herumschleppen müsst. Denkt daran, dass Ihr sie bei Besuchen auch mitnehmen müsst, und sie praktisch sein sollte. Also nicht nur auf eine gewisse Optik achten, sondern auf Funktionalität und Tragbarkeit.

Was sollte immer dabei sein:

- Sonnenschutz für den Wagen
- Sonnenschutz für das Kind – Sommermütze oder ähnliches
- Sonnencreme - optional
- Windschutz
- Regenschutz für den Kinderwagen
- Wechselkleidung
- 2-3 Windeln
- Mullwindel (als Unterlage verwendbar)
- Feuchttücher
- bei Kindern, die schon kleine Snacks zu sich nehmen, einen Snack mitnehmen
- Spielzeug, passend zum Alter des Kindes
- Wundcreme für den Po - optional

Der richtige Schuh - Checkliste

Das Thema Schuhe wird uns ein Leben lang begleiten. Für jedes Alter und jede Situation gibt es die passenden Schuhe.

Ein Baby braucht zu Beginn prinzipiell keine Schuhe, da es am Anfang seines Lebens ja noch nicht laufen kann. Erst mit 8 oder 9 Monaten beginnt sich das Baby hochzuziehen und mal von alleine zu stehen.

Und mit der Zeit stellt sich dann auch das alleine Laufen ein. Bis dahin reichen rutschfeste Socken mit Noppen an den Sohlen – auch Stoppersocken genannt. Für draußen gibt es kleine wasserdichte Überschuhe.

Generell ist es aber am besten, barfuß durch die Welt zu spazieren. So entwickeln sich die Füße des Babys am allerbesten.
Wenn es dann aber Zeit ist für den ersten Schuhkauf, sollten es erstmal Lauflernschuhe sein. Diese sind meist aus weichem Material, so dass sich Euer Baby auch an die Schuhe gewöhnen kann.

Wenn es dann laufen kann, könnt Ihr ihm die ersten Schuhe kaufen. Babyfüße sind noch weich und biegsam, daher passen sie auch in zu kleine Schuhe, was zu unschönen und ebenso schmerzhaften Verformungen führt.

Babys fühlen in den Füßen noch nicht, ob ein Schuh passt oder nicht, da das Nervensystem in den Füßen noch nicht ausgereift ist, sich erstmal entwickeln muss. Zudem können die Kinder noch nicht wirklich artikulieren, wo genau das Problem liegt. Es ist von Vorteil, wenn die Schuhverkäuferin auf Kinderschuhe spezialisiert ist.

Die Füße werden durch das regelmäßige Gehen richtig trainiert. Beim Barfußlaufen können sich die Füße und Zehen am besten bewegen und sich entwickeln. Die meisten Menschen kommen mit gesunden Füßen zur Welt, was sich aber im Laufe der Zeit durch falsches Schuhwerk ändern kann. Der passende Schuh darf nicht zu eng zu kurz oder zu niedrig sein. Da Euer Kind nicht an Schuhe gewöhnt ist, müsst Ihr mit ihm zusammen den spannenden Weg gehen, gemeinsam die Schuhe anzuziehen und darin herumzulaufen.

Neue oder gebrauchte Schuhe ist auch oftmals eine Frage, die sich Eltern stellen. Die ersten Kinderschuhe werden meist individuell eingelaufen. Es kann sein, dass Euer Baby die Schuhe an den Fersen ungleich abläuft. Daher ist unsere Empfehlung: Kauft neue Schuhe! Für gebrauchte Schuhe ist später immer noch Zeit.

Wichtig ist natürlich die Größe der Schuhe. Hierzu am besten die Innensohle aus dem Schuhe herausholen und den Babyfuß dagegenhalten. Hier seht Ihr dann schonmal, ob der Schuh innen lang genug ist. Um zu testen, ob der Schuh tatsächlich weit und innen hoch genug ist, müsst Ihr den Daumentest machen. Wenn Euer Kind mit den Schuhen rumläuft, lasst es kurz zu Euch kommen und legt dann vorne einen Daumen vor die Zehen. Wenn genau ein Daumen vor den großen Zeh passt, ist der Schuhe groß genug. Um die Weite zu messen, schiebt Euren Finger in den Schuh. Passt er bequem hinein, ist der Schuhe auch hoch genug.

Nun ist noch die Passform im Bereich der Ferse wichtig. Hier müsst Ihr darauf achten, dass der Schuh an dieser Stelle gut sitzt. Um dies zu gewährleisten, greift am besten nach Schuhen mit Schnürsenkeln und nicht nach Klettverschluss. Durch das Zubinden ist der Halt sehr gut regulierbar.

Auch wenn heute Vieles über das Internet gekauft wird, sollten die ersten Baby-Laufschuhe im niedergelassenen Fachhandel gekauft werden. Die gute Beratung ist in diesem Punkt wirklich unbezahlbar.

Wichtig ist auch, dass der Schuh alle Bewegungen mitmacht. Dazu sollte das Material sehr biegsam, weich und geschmeidig sein. Am besten eignen sich Leder oder Goro-Tex-Materialen, da diese Schuhe auch wasserdicht sind.

Zu all den aufgeführten Kriterien sollte der Schuh auch leicht sein, damit Euer Baby die Schuhe nicht als Last empfindet. Sonst wird es schnell keinen Spaß mehr mit den Schuhen haben, wenn es immer schnell müde wird, wenn es sie anhat.

Zusammengefasst sollten die Schuhe folgende Eigenschaften aufweisen:

- leicht
- weit und groß genug
- biegsam
- am besten aus Leder respektive Goro-Tex

Der Transport Eures Babys

Hier gibt es primär erstmal zwei wichtige Transportmittel:

- **Kinderwagen** (achte auf ein abnehmbares Oberteil, welches als Tragewanne dient. Darüber hinaus sollte er zusammengeklappt ins Auto/ Treppenhaus passen. Natürlich muss der Kinderwagen gewissen Sicherheitsstandards genügen. Aber darüber lasst Ihr Euch in Eurem Fachhandel ausgiebig beraten. Mittlerweile gibt es ja auch so viele Formen wie auch Hersteller. Achtet ein wenig auch auf die Innenmaße, so dass Euer Baby auch lange im Kinderwagen liegen kann. Probiert die Kinderwagen im Ladengeschäft aus. Insbesondere die Größe ist wichtig, um auch für Euch einen gewissen Schiebekomfort bieten zu können.

- **Babyschale fürs Auto** eignen sich bis zu einem Gewicht von 10 kg oder ca. 9 Monaten. Auch hier gilt die Beratung im Fachhandel.

Wichtig:

Beim Kauf des Kindersitzes für das Auto müsst Ihr darauf achten, dass der Sitz die europäische Prüfform ECE 44/03 oder ECE 44/04 erfüllt und mit dem ECE-Prüfzeichen versehen ist. Bei diesen

Modellen ist die richtige Gurtführung wichtig. Alternativ könnt Ihr Euch für einen Kindersitz nach der Norm ECE R129 entscheiden, der in der Regel fest am Sitz befestigt wird.

Tragehilfen

Nicht immer möchte man den Kinderwagen mitnehmen, wenn man unterwegs ist. Man sollte sich allerdings bei Neugeborenen darüber im Klaren sein, dass es drei Alternativen gibt, um das Baby korrekt zu tragen: Das Tragetuch und den Tragesitz (beispielsweise den Baby Björn) und den Tragesack.

- **Das Tragetuch** wird von vielen Müttern heiß und innig geliebt. Es ist eine circa 5 Meter lange Stoffbahn, die in den unterschiedlichsten Farbschattierungen und Mustern erhältlich ist. Das Tragetuch wird in einer besonderen Technik gebunden, die Du normalerweise bei der Hebamme lernen kannst. Bereits die Neugeborenen können im Tragetuch vollkommen sicher getragen werden.

- **Der Tragesitz** ist die andere Alternative. Verschiedene Hersteller bieten ihre Modelle an, die zum Teil auf dem Rücken, zum Teil auf dem Bauch des Tragenden befestigt werden. Grundsätzlich kann das Kind entweder auf die Brust des Trägers oder in Richtung des Weges schauen. Auch hier ist es wichtig, den Kopf des Neugeborenen optimal zu stützen. Um einen Tragesitz für Neugeborene nutzen zu können, sollte ein neueres Modell ausgewählt werden.

- **Der Tragesack:** Ja, er sieht tatsächlich sackähnlich und damit ein wenig unschön aus. Aber es geht ja nicht um Schönheit. In dem so genannten „Snugli" sitzt das Kind im Innensack in einer Spreiz-Anhock-Haltung. Selbstverständlich ist garantiert, dass bei den Neugeborenen das Köpfchen gestützt wird. Während der Wochenbettbetreuung sollte die Hebamme den korrekten Sitz von Tragesack und Baby überprüfen. Sicher ist sicher!

Hinsichtlich der Tragehilfe solltest Du darauf achten, dass sie möglichst aus natürlichen Materialien ist. Babys lieben es, überall dran zu nuckeln. Das ist ein Reflex, den sie nicht wirklich ausschalten können. Beim Kauf ist daher auf das Siegel „Ökotex 100" oder „Naturtextil" zu achten. Im Zweifelsfall kann ein entsprechendes Tuch über den Rand der Tragehilfe gelegt werden. Natürlich eines aus Ökobaumwolle.

Egal, für was Ihr Euch schlussendlich entscheidet, auch gilt hier, Sicherheit ist das oberste Gebot.

Unterwegs mit dem Baby

Egal, wie wichtig so ein Urlaub für Euch erscheint. In den ersten Monaten solltet Ihr keine langen Reisen mit Eurem Baby unternehmen. Bei sogenannten Fernreisen solltet Ihr Euch auf jeden Fall mit Eurem Kinderarzt unterhalten und ihn fragen, ob er es für richtig empfindet bzw. wie Ihr das Kind auf der Reise am besten schützt.

Mit dem Auto unterwegs

Grundsätzlich ist das zu lange Liegen im Autositz nicht gesund für das Baby. Ihr solltet es nie länger als 2 oder 3 Stunden im Autositz lassen. Nehmt es immer wieder heraus, um es zu füttern oder zu wickeln.

Reisen mit dem Zug

Hier ist das Gleiche zu beachten wie bei der Reise mit dem Auto. Und da hier zusätzliches Gepäck dazukommt, könnt Ihr hier auf ein Taxi zurückgreifen, das Euch sicher zum Bahnhof bringt. Hier kann das Baby evtl. im Kinderwagen liegen und somit könnt Ihr entspannter reisen, da es nicht aus dem Kinderwagen herausgenommen werden muss.

Gemeinsam Fliegen

Voraussetzung hierfür ist ein gesundes Baby! Es ist nicht zwingend notwendig, aber ein vorheriger Check beim Kinderarzt kann nicht schaden. Nur ein gesundes Kind kann den Druckausgleich problemlos überstehen. Ein schreiendes Baby in der Luft ist für alle Beteiligten mit Sicherheit kein Spaß. Um den Druckausgleich zu bewältigen, solltet Ihr es stillen oder füttern.

Sonne im Urlaub

Babys gehören grundsätzlich in den Schatten. Zu viel Sonne kann zu leicht einen Sonnenbrand auslösen. Wenn in die Sonne, dann achtet bitte auf einen hohen Sonnenschutzfaktor speziell für Babys, sowie einen Sonnenhut (am besten einen mit Nackenschutz). Gebt dem Kind immer genug zu trinken und zieht ihm am besten nur einen leichten Body an oder gar nichts, bis auf die Windel, wenn es zu warm ist.

Für diejenigen unter Euch, die an alles denken wollen, ist natürlich eine kleine Reiseapotheke sinnvoll. Besprecht mit Eurem Kinderarzt im Vorfeld der Reise schon, welche Dinge sinnvoll sind. Bedenkt, dass nicht an jedem Urlaubsort alle Medikamente, wie wir sie kennen, problemlos erhältlich sind.

Jetzt sollte einem schönen erholsamen Urlaub nichts mehr entgegenstehen. Viel Spaß bei Eurem ersten Urlaub als kleine Familie!

Streicheleinheiten für Euer Baby

Redet Ihr gerne, auch wenn Euch gar keiner antwortet bzw. antworten kann? Sehr gut, denn genau das widerfährt Euch, wenn Ihr Euch in den ersten Monaten mit Eurem Baby unterhalten wollt. Vielleicht kommt Euch das am Anfang ein wenig seltsam vor, aber genau genommen wisst Ihr, dass Ihr keine verbale Antwort bekommt. Dennoch ist das Sprechen ganz wichtig, da die Babys in den ersten Wochen noch gar nichts sehen oder nur Umrisse erkennen können. Jetzt ist es besonders wichtig, dass sie die wichtigsten

Stimmen in ihrem Leben ganz tief in ihrem Inneren abspeichern – damit sie sie auf gar keinen Fall wieder vergessen!
Der Grund dafür liegt auf der Hand: Die Kinder können sich ja nur mit Weinen oder anderen nicht verbalen Tönen bemerkbar machen. Sie wollen, wenn es ihnen nicht gut geht, sie eine neue Windel benötigen oder sich einfach nur einsam fühlen, so schnell wie möglich beruhigt werden. Und das funktioniert über die geliebte Stimme der Mutter oder des Vaters natürlich am besten. Im Laufe der Zeit werden sie sich noch weitere Stimmen merken. Stimmen, die definitiv zu ihrem näheren Umfeld gehören. Oma, Opa, Verwandte und Freunde, die regelmäßig vorbeischauen und sich mit dem Kind beschäftigen.

Wie kann sich das Kind am besten die Stimme merken, wenn Ihr nicht mit ihm redet? Könnt Ihr wenigstens summen? Ja? Gut, dann machst Ihr eben das. Das Kind wird die herzliche Zuwendung bemerken, die Ihr ihm zuteilwerden lasst, denn genau darum geht es ja. Babys haben eine fantastische Eigenschaft: Sie wissen, ob Du es ehrlich mit ihnen meinst oder nicht. Wenn sie feststellen, dass dem so ist, werden sie auch die schrägsten Töne, die Ihr zustande bringt, als Liebesbeweis anerkennen.

Schaut einfach, was Euch besser liegt. Mit dem Kind über die Weltpolitik „plaudern", den neuesten Tratsch aus der Gemeinde verbreiten, singen oder Euer Lieblingsbuch vorlesen – eigentlich ist es vollkommen egal, solange die verbale Ansprache gewährleistet ist. Unser ältester Sohn ist beispielsweise am besten eingeschlafen, wenn wir ihm „5 müde Mäuschen" vorgelesen haben. Dass er erst knapp 6 Monate alt war, als wir mit dem Buch begonnen haben, war egal. Er fand es einfach Klasse, wie wir an seinem stets strahlenden Gesicht leicht erkennen konnten. Sicher „Die kleine Raupe Nimmersatt" mochte er ebenfalls. Und verstanden hat er beide Inhalte in diesem Alter noch nicht. Trotzdem hat er schon Unterschiede gemacht. Komisch, aber man ist ja flexibel und lernfähig.

Warum ist Sprechen so wichtig? Nun, Kinder lernen nicht nur die Menschen an der Stimme zu unterscheiden. Sie können auch feststellen, in welcher psychischen Verfassung sich dieser befindet. So werden sie ruhig, wenn sie eine ruhige Stimme hören und nervös, wenn Ihr auch nervös seid. Doch das Wichtigste ist eigentlich die Kombination zwischen Stimme und Berührung. Auf diese Weise kann dem Kind jederzeit gezeigt werden, dass es geliebt, beschützt, gehegt und gepflegt wird. Einem Baby, das nicht diverse Male am Tag auf den Arm genommen oder einfach nur gestreichelt wird, fehlt einfach etwas ganz Elementares.

Zuneigung, damit es dem Baby gut geht – kann es so einfach sein? Und die Antwort ist Ja – so einfach ist es! Ihr könnt bestimmt nachvollziehen, dass Berührungen und liebevolle Worte zu einer gewissen Entspannung führen, selbst in den stressigsten Momenten. Dies gilt bereits für die Kleinsten. Sie fühlen sich gut aufgehoben und behütet, wenn man sie in den Arm nimmt und mit ihnen spricht. Entspannte Babys sind relativ leicht zu handhaben. Alle notwendigen Aktionen wie Wickeln, Anziehen und Stillen lassen sich mit entspannten Babys viel besser durchführen als mit schreienden, scheinbar gestressten oder sich unwohl fühlenden Babys. Deshalb nicht nur einfach wickeln und wieder in den Stubenwagen legen, sondern erst einmal das saubere, frisch riechende Baby noch eine Weile im Arm halten und leise mit ihm reden. Diese innigen Momente sind es, die sich in beide Seelen einbrennen, sowohl in Eure als auch in die Eures Kindes!

Viele frisch gebackenen Eltern verstehen nicht, dass man das Kind, laut Lehrbuch, regelmäßig ablegen und in seinem Bett von Anfang an alleine schlafen bzw. ruhen lassen soll. Und sie haben Recht mit diesem Unverständnis, denn gerade am Anfang ist es für das Kind wichtig, die körperliche Nähe der Eltern möglichst oft zu spüren. „Bonding" wird dieser Prozess genannt, der dem Kind eine dauerhafte und tiefe Bindung zu den Eltern schaffen lässt. Aus diesem Grunde entscheiden sich gerade junge Mütter, und natürlich auch Väter, für das Tragen des Kindes im Babytragetuch oder dem „Baby Björn", einer Tragetasche, wie an anderer Stelle beschrieben. Keine Angst, dem Baby kann darin nichts passieren, wenn es gut angepasst ist. Wieder sind es die Hebammen, die an diesem Punkt helfen können. Sie kennen all die Tragehilfen, so dass sie gerne beim korrekten Anpassen der Tragetaschen helfen bzw. das Binden des Tragetuches vermitteln. Denn ganz so einfach wie es aussieht, ist es am Anfang überhaupt nicht. Weder für die Mamas noch für die Papas.

Fazit

Sprecht und singt so oft wie möglich mit Eurem Baby und lasst ihm all Eure Liebe zuteilwerden. Zuviel Schmusen und Kuscheln gibt es nicht!

Mehr als ein Baby -Zwillinge oder Drillinge – und nun?

Erst mal ein Rat zu Beginn: Habt' keine Angst, dass Ihr etwas falsch machen könnt, nur weil es jetzt mehrere Säuglinge sind. Eigentlich läuft alles genauso, als hättet Ihr nur Eines. Allerdings gibt es einen Wermutstropfen: Habt Ihr das erste Kind gewickelt, gefüttert, gebadet und zum Schlafen gebracht, kommt das Zweite dran und dann das Dritte und so weiter. Und wenn Ihr fertig seid, habt Ihr vielleicht ein paar Minuten Zeit, um einen Tee zu trinken. Tja, und dann geht es schon wieder von vorne los. Vielleicht schaut es in den ersten Tagen oder Wochen genauso bei Euch aus. Aber hey: Das spielt sich schon ein. Also gebt Euch selbst ein wenig Zeit, um alles in den Griff zu bekommen. Vielleicht hilft es Euch ja, wenn Ihr ein Baby-Buch führt. Eine Liste für das Füttern, eine für das Wickeln und so weiter. Ihr könnt Euch hier organisieren, wie Ihr wollt. Dort können unter anderem auch Vorlieben der Kleinen bei den verschiedenen Dingen benannt werden (Nummer 1 mag Wärme beim Wickeln, Nummer 3 und 4 nicht. - Nummer 2 mag überhaupt nicht baden. Usw.)

Das Baden eines Neugeborenen ist am Anfang niemals so ganz einfach. Ein klein wenig Geschick gehört halt dazu. Daher solltest Ihr Eure kleine Truppe tatsächlich einzeln „abarbeiten". Die Zeit wird kommen, wenn Ihr sie auf einmal in die Badewanne stecken könnt, zumindest für einen kurzen Zeitraum. Dann sind sie schon wieder zu groß dafür.

Ihr würdet es Euch nie verzeihen, wenn Ihr eines der Kinder fallen lasst, nur weil Ihr nicht zwei Mal den Weg ins Kinderzimmer gehen möchtet. Eine Sache gibt es aber, die Ihr alle zusammen machen könnt: KUSCHELN! Und das könnt und sollt Ihr gerade in der Anfangszeit so oft Ihr könnt. Und genießt es! Vielleicht kann hierfür eine XXL-Matratzen-Landschaft in einem Zimmer auf dem Fußboden entstehen. Seid kreativ und lasst Euch diesbezüglich etwas einfallen.

Sucht am besten Kontakt zu anderen Familien, bei denen es auch Mehrlinge gibt! Denn die meisten Mütter haben nämlich nur ein Kind zu versorgen. Damit sind sie entweder tiefenentspannt und oftmals auch unterfordert oder sie helikoptern schon so kurz nach der Geburt und versuchen auf eine hysterische Weise perfekt zu sein. Was auch immer das heißen mag. Leider können sie Euch als Mehrlingsmama oder Papa überhaupt nicht verstehen. Sie wundern sich, warum Ihr nicht jeden Schnuller anwärmt, bevor Ihr ihn dem Kind anbietet. Auch verstehen sie überhaupt nicht, warum Ihr keine selbstgebackenen Kekse zu Euren Treffen mitbringt. Nur andere Mehrlingsmamas und Papas können Euch verstehen. Vielleicht kennt die Hebamme ja andere Mehrlingsmamas mit Neugeborenen. Sicher werden die Treffen immer ein wenig hektisch, da garantiert einer von den Kleinen weint. Aber das seid Ihr ja schon gewohnt.

Wusstet Ihr, dass man als Mehrlingsmama niemals ausreichend Feuchttücher im Haus hat? Egal, welches Pflegemittel, welche Windeln, welches Milchpulver, welcher Brei – Ihr könnt niemals genug Vorräte von Allem haben. Eine Tatsache, die sich vermutlich bis zum Auszug der Kinder aus dem Haus fortsetzen wird. Am besten kauft Ihr Großpackungen. So könnt Ihr eine Menge Zeit und Geld sparen. Und nach der Geburt darf gern auch der Papa alleine einkaufen gehen, so dass sich die Mama wenigstens ein bisschen Zeit für sich gönnen kann. Den dazu gehörigen Einkaufszettel aber schreibt Ihr zusammen, damit auch nichts vergessen wird.

Es ist wichtig, dass auch Ihr ein wenig Zeit an der frischen Luft verbringen könnt. Also zieht die Kleinen an, ab in den Wagen mit ihnen und schon geht es mit Euch in den Park. Und nun folgt Euer

Highlight des Tages. Viele Menschen werden in den Kinderwagen schauen. Eine blöde Angewohnheit. Aber noch lieber entdecken sie darin Zwillinge / Mehrlinge. Die begeisterten Ausrufe der Damen und Herren sind das größte Lob für Euch. Saugt es auf und lasst es wirken.

Vergesst nicht, den Fotoapparat stets bereit zu haben. Jede Mama und auch jeder Papa liebt es das Kind zu fotografieren. Aber bei Mehrlingen vergisst man mal das Eine, mal das Andere. Also immer schön fotografieren, damit auch wirklich alle aufs Foto kommen.

Auch wenn es sich unfreundlich anhört, gerade wenn Mehrlinge geboren wurden, hat die Mama alles andere zu tun, als sich mit den Freundinnen im Wohnzimmer auf einen Kaffee zu treffen. Ist allerdings gerade eine Oma frei, die in dieser Zeit auf die Kinder aufpassen kann, steht dem Kaffeeklatsch ja nichts im Wege. Bittet Eure Freunde um kurze telefonische Anmeldung. Sie werden es verstehen. Es kann sinnvoll sein, ein „Bitte klopfen“-Schild an der Tür anzubringen. Die Klingel würde die Kinder eher wecken.

Haben Eure Freunde und Bekannte beim Antrittsbesuch so etwas wie „Wir sind jederzeit für Euch da und helfen.“ gesagt? Dann nehmt sie ruhig beim Wort und tragt Euch gleich ein paar Termine im Kalender ein, an denen sie mit den Kindern im Wagen spazieren gehen und Ihr vielleicht einfach nur einmal ein paar Stunden für Euch alleine habt. Ihr werdet sehen, wie kostbar auf einmal die Zeit zu zweit bzw. auch Alleine wird! Selbst wenn Ihr sie nur nutzt, um das Schlafdefizit auszugleichen.

Das Tragen von Zwillingen kann unterschiedlich gestaltet werden. Einzeln ist natürlich eine sichere Variante, aber nicht dauerhaft zu praktizieren. Das Tragen aufzugeben ist schon für die positive Entwicklung der Kinder keine Option. Wer ein Tragetuch einsetzen möchte, kann Eines vor dem Bauch und das Andere auf dem Rücken tragen. Da gehört ein klein wenig Übung dazu, aber ist sehr praktikabel. Zudem gibt es einige Tragehilfen, die speziell für Zwillinge konzipiert wurden. Eure Hebamme wird Euch bereits vor der Geburt entsprechende Informationen geben können. Eines jedoch solltest Ihr im Vorfeld, gleich nach der Geburt Eurer Kinder machen, nämlich den Beckenboden stärken.

Hier sind natürlich die Mamas angesprochen. Das Gewicht Eurer Kinder wird sich sonst schnell bemerkbar machen. Grundsätzlich solltet Ihr Zeit für Euren Rücken einplanen. Nur so könnt Ihr schmerzvollen Erfahrungen entgehen. Ihr Papas erweist Euch als Engel, wenn Ihr den Mamas abends den Rücken massiert. Ein Kurs für Rückengymnastik und Stärkung der Rückenmuskulatur mit Gleichgesinnten wäre eine gute Alternative, um dem ganzen Trubel zu entrinnen. Ob dies allerdings zeitlich machbar ist, liegt an Euch.

Und das wichtigste Thema – das Stillen! Die erste Unsicherheit sollte Euch Mamas sofort genommen werden: Ja, Ihr werdet ausreichend Milch für beide / alle Kinder haben. Euch ist das Stillen wichtig und deshalb wird Euer Körper auch die perfekte Milchmenge vorrätig haben. Die viel wichtigere Frage ist doch aber die Vorgehensweise. Wollt Ihr auf Nummer sicher gehen, stillt Ihr die beiden einzeln. Zumindest am Anfang. So bekommt Ihr die Sicherheit, die Ihr benötigt, um das Tandem-Stillen auszuprobieren. Hierzu wäre es sinnvoll, ein Zwillingsstillkissen zur Hand zu haben. Natürlich geht es auch ohne. Lasst Euch hierzu über die verschiedenen Positionen, die Ihr mit den Kindern einnehmen könnt, von der Hebamme informieren. Wenn Ihr über ausreichend Zeit verfügt, könnt Ihr natürlich das Einzelstillen weiter beibehalten. Um die Zeit jedoch effektiv zu nutzen, ist das Tandem-Stillen auf jeden Fall eine gute Option. Die Hebamme wird Euch zeigen, wie es geht. Zu Beginn ist es vielleicht besser, eine Unterstützung zu bekommen. Sollten die Kinder keinen gleichen Rhythmus haben, könnt Ihr natürlich auch abpumpen und mit der Flasche zufüttern. Auch Ihr Papas könnt bei dieser Variante mithelfen oder das Füttern vollständig übernehmen.

Fazit

Ja, es ist schon richtig – einer schreit immer oder hat Hunger oder die Windeln voll oder, oder, oder. Da hilft nur Eines – die Nerven behalten und durch. Wenn Ihr Euch aber doch überfordert fühlt oder nicht weiterwisst, solltet Ihr sofort Eure Hebamme zu Rate ziehen. Ruft sie an. Sie kennt die Schwierigkeiten, die man mit Zwillingen haben kann und weiß, dass Ihr als Mamas nur zwei Hände habt. In vielen Gemeinden gibt es die „Welcome-Damen". Hierbei handelt es sich um ehrenamtliche Helferinnen, die den Müttern, die Anfangsschwierigkeiten haben oder eben noch zu ihrem eigenen Rhythmus mit den Kindern kommen müssen, unter die Arme greifen. Nein, das ist kein Zeichen von Schwäche, sondern eine Stärke. Die Stärke, um Hilfe zu bitten, wenn es nicht mehr geht. Und die „Welcome-Damen" sind wirklich super nett und kompetent, sowohl im Umgang mit den Kindern als auch im Organisieren des Haushalts. Seid also auch Ihr lieb zu Ihnen!

Euer ganz besonderes Baby - was tun bei genetischen Unterschieden oder chronischen Krankheiten?

Liebe Eltern, Ihr habt ein ganz besonderes Baby als Geschenk erhalten. Und Ihr überschüttet es mit Liebe und Zuneigung, wie alle anderen Eltern auch.

Für die meisten Eltern ist es allerdings erstmal ein Schock, wenn Sie eventuell bereits in der Schwangerschaft erfahren, dass Ihr Baby anders sein wird, als alle anderen Kinder. Hier driften dann Wunsch und Wirklichkeit sehr voneinander ab. Die ersten Reaktionen sind oft Verzweiflung, Wut, Angst oder sogar Ablehnung dem Kind gegenüber.

Seid aber sicher, Euch wird jede Hilfe zuteil, die Ihr für diese besondere Aufgabe braucht.

Zu Beginn steht Euch Euer Frauenarzt zur Seite, denn er hat die vertrauensvolle Aufgabe, Euch mit der Wahrheit vertraut zu machen. An diesen Tag werdet Ihr Euch für den Rest Eures Lebens erinnern. Denn dieser Tag wird Euer Leben für immer grundlegend verändern.

Ihr könnt versichert sein, Euer Baby ist genauso liebenswürdig und kann ein glückliches Leben führen, wie alle anderen auch.

Denn egal, ob Euer Kind krank ist oder eine genetische Abweichung hat, es ist und bleibt ein kleines Wesen, das auf Euch angewiesen ist und Euch von ganzem Herzen lieben wird.

JEDES KIND IST EIN GESCHENK!

Zu Beginn Eures gemeinsamen Weges steht natürlich die Diagnose, die Euer Frauenarzt oder Euer Kinderarzt Euch ganz deutlich und verständlich mitteilen muss. Es ist wichtig, dass Ihr Euch für dieses Gespräch viel Zeit lasst, damit Euch Euer Arzt in Ruhe alles erklären kann. Für dieses Gespräch ist gegenseitiges Vertrauen immens wichtig.

Die erste Reaktion ist natürlich nicht vorhersehbar. Jeder Mensch wird unterschiedlich auf die Tatsache reagieren, dass sein Baby mit einer Behinderung oder auch mit einer chronischen Krankheit das Licht der Welt erblicken wird. Sucht nicht die Schuld bei Euch selbst. Hier ist es nicht wichtig, die Schuldfrage zu klären. Darum geht es nämlich absolut nicht. Jetzt ist es wichtig, dass Ihr erfahrt, mit was genau sich Euer Baby auseinandersetzten muss, wenn es zur Welt kommt. Macht Euch auch keine Gedanken darum, was Euer Umfeld dazu sagen wird.

Für Euch sind ganz andere Dinge und Fragen wichtig. Wie wird sich Euer Kind entwickeln, mit welchen Handicaps muss es im Laufe seines Lebens umzugehen lernen, kann es eine normale Schule besuchen?

Vor der Geburt werdet Ihr Euch bereits mit den Fragen beschäftigen, wie es mit der Ernährung aussieht, wie man das Baby gesundheitlich stabilisieren kann und welche besonderen Therapien mit dem Baby machen kann, damit es im Alltag gut zu Recht kommt.

Euer Kind wird natürlich Fortschritte anderer Art machen, anders als ein normales Kind. Aber das ist egal. Jedes Kind lernt und entwickelt sich in seinem ganz eigenen Tempo.

Wichtig ist, dass Ihr als Eltern immer für Euer Kind da seid, es bei allem unterstützt und ihm immer helft, wenn es denn Hilfe benötigt. Dies ist nicht anders als bei den anderen Kindern und irgendwie doch. Es gibt ein ganzes Netzwerk voller Angebote, die Euch im sozialmedizinischen Bereich helfen. Nehmt jede Hilfe an, die sich Euch bietet. Je besser Ihr Euch informiert, desto besser könnt Ihr Eurem Kind helfen.

Es gibt auch Dienste, die Euch im Alltag unterstützen könnt. Zu Beginn können dies neben Hebamme, Gynäkologe und Kinderarzt etwa die „Welcome Damen“ sein. Nein, sie sind nicht auf die Besonderheiten spezialisiert. Sie agieren mit gesundem Menschenverstand und aus dem Herzen heraus. Und genau DAS könnt Ihr alle gerade jetzt gebrauchen. Es gibt Selbsthilfegruppen, die sich regelmäßig treffen, um sich gegenseitig zu unterstützen und vom Erfahrungsaustausch profitieren. Hier findet Ihr unbezahlbare Tipps und Ratschläge, die Euch weiterhelfen. Wohlfahrtsverbände und auch Elternverbände beraten kostenlos.

Am Ende des Tages, seid Ihr beiden diejenigen, die Euer Kind am besten kennt. Ihr werdet mit der Zeit herausfinden, was Euer Kind will und was ihm guttut. Ihr werdet selbst zu Experten, die sich mit dem Thema in- und auswendig auskennen. Mit Sicherheit kommt Ihr auch mal an Eure Grenzen. Bitte verzweifelt dann nicht. Ihr seid nicht allein!

Und egal, wie Euer Baby auf die Welt kommt, Ihr werdet die besten Eltern sein und es wird Euer Ein und Alles werden!

Jedes Kind ist ein Geschenk Gottes und kommt hier auf die Welt um unser aller Leben zu bereichern!

GESUND DURCHS ERSTE JAHR

Das Kind ist gesund zur Welt gekommen. Damit ist eine große Hürde bereits genommen. Doch ist es natürlich eines der größten Bestreben aller Eltern, dass das Kind das erste Jahr und danach sein ganzes Leben gesund verleben kann. Nein, natürlich haben sie darauf keinen hundertprozentigen Einfluss, doch können sie Vieles unternehmen und durchführen, damit Krankheiten weitestgehend an dem Kind vorbei gehen.

Für Babys und Kleinkinder sind U-Untersuchungen vorgeschrieben. Die Teilnahme ist verpflichtend. Wird ihr nicht nachgekommen, kann es Besuch vom Amt geben. Damit wir uns nicht falsch verstehen: Es geht dabei ausschließlich um das Wohl des Kindes und der Tatsache, dass bei diesen Untersuchungen verschiedene Erkrankungen oder Wachstumsanomalitäten erkannt werden können, die so früh wie möglich behandelt werden sollten. Auch wird über Impfungen gesprochen, bei Bedarf werden sie durchgeführt.

Sprechen wir von Krankheit, kann dies viele Bedeutungen haben. So haben wir es mit akuten Problemen zu tun wie einer Erkältung, einem plötzlichen Fieber oder einer Darmkolik. Da sich das Immunsystem der Kinder noch im Aufbau befindet, fällt es Bakterien und anderen infektiösen Substanzen leichter, die körperlichen Außenbarrieren zu durchdringen. Ja, davor muss ein Kind geschützt werden. Aber sollte man sich genau überlegen, mit welchen Mitteln dies vorgenommen werden soll. Aufgrund des noch nicht vollständig entwickelten Immunsystems sollte man sagen, dass jede Maßnahme so sanft wie möglich und gleichzeitig so effektiv wie möglich sein sollte. Wer sich nun hinstellt und behauptet, dass dies ausschließlich mit schulmedizinischen Pharmaprodukten möglich ist, der vergisst, dass die Natur uns viele andere Wege offenbart, die ebenfalls zur Heilung führen können. Ja – können. Im Übrigen handelt es sich bei den Pharmaprodukten, die alle mit Nebenwirkungen einhergehen, ebenfalls um Produkte, die helfen können. Was nicht bedeutet, dass sie es tatsächlich bei jedem einzelnen Patienten auch tun. Stellen wir nun also fest, dass sowohl die natürlichen Heilmittel als auch die schulmedizinischen Heilmittel heilen können, es aber nicht mit hundertprozentiger Gewissheit tun, können wir uns also aussuchen, welche wir nehmen möchten, nicht wahr? Mal ist es das natürliche Präparat, mal ist es das schulmedizinische. Es ist die Erkrankung und die individuelle Situation, die uns zum richtigen Mittel führt.

Ebenso verhält es sich mit dem Impfen. Sieht man von der Masers-Mumps-Rötel-Impfung, die mittlerweile verpflichtend ist, ab, handelt es sich um Empfehlungen.

Ihr seht, gesund zu sein und gesund zu bleiben kann einfach sein. Auf jeden Fall aber ist es mit Verantwortung behaftet. Überlegt zum Wohle Eures Kindes also immer ganz genau, wie Ihr entscheidet. Ihr kennt das Kind schließlich am besten!

IMPFEN

Das Impfen ist ein heikles Thema, das sehr kontrovers diskutiert wird und werden wird. Du hast diese öffentliche Diskussion sicherlich schon verfolgt und Dir Deine eigene Meinung darüber gemacht. Dennoch sollen noch einmal die Vor- und Nachteile angerissen werden, um sich ausführlich über das Thema zu informieren, bedarf es weiterer Literatur, die für Befürworter wie für Gegner in großer Zahl vorhanden ist.

Unterschiedliche Impfungen werden von den Gesundheitsorganisationen und der Impfkommission empfohlen. Bisher ist die Impfung gegen Masern die einzige, die ab März 2020 als Pflichtimpfung auf den Weg gebracht wurde. Allerdings ist davon auszugehen, dass noch weitere Pflichtimpfungen folgen werden, denn für Masern etwa gibt es zurzeit keine zugelassenen Einzelimpfstoffe in Deutschland. Somit ist mindestens die Dreifach-Impfung MMR (Masern-Mumps-Röteln) als Pflicht anzusehen.

Impfempfehlung Babys und Kleinkinder

Eine Impfempfehlung wird für die folgenden Krankheiten ausgesprochen (Alter 0 – 23 Monate):

Impfung	Säugling 6 Wochen	Säugling 2 Monate	Säugling 3 Monate	Säugling 4 Monate	Kleinkinder 11-14 Monate	Kleinkinder 15-23 Monate
Tetanus		G1	G2	G3	G4	N
Diphtherie		G1	G2	G3	G4	N
Keuchusten (Pertussis)		G1	G2	G3	G4	N
Kinderlähmung (Poliomyelitis)		G1	G2[c]	G3	G4	N
Hepatitis B		G1	G2[c]	G3	G4	N
Hib (Haemophilus influenzae B)		G1	G2[c]	G3	G4	N
Pneumokokken[a]		G1		G2	G3	N
Rotaviren	G1[b]	G2	(G3)			
Meningokokken (Serogruppe C)					G1 (ab 12 Monaten)	
Masern					G1	G2
Mumps, Röteln					G1	G2
Windpocken (Varizellen)					G1	G2

Quelle: gelbe-liste.de

Bei einigen dieser Impfungen sind noch weitere Grundimpfungen (G) nötig und nach einer gewissen Zeit auch Auffrischimpfungen. Hier lasst Ihr Euch am besten vom Kinderarzt beraten.

Was wichtig ist, wenn Ihr Euch für das Impfen Eures Kindes entschieden habt, ist, dass Ihr den Impfpass immer gut aufbewahrt, damit Euer Kinderarzt immer ganz genau weiß, wie der momentane Impfstatus Eures Kindes ist. Zudem müsst Ihr diesen ja evtl. beim Kindergarten bzw. der Kinderkrippe und später in der Schule vorlegen.

Mit Ausnahme der Masern, sowie Mumps und Röteln, heute als MMR-Impfung aufgrund des Kombinationsimpfstoffes (3-fach Impfung) bekannt, gibt es bisher nur Impfempfehlungen. Ihr als Eltern entscheidet also, ob das Kind geimpft werden soll oder nicht.

Es ist schwierig, über Impfen im Allgemeinen zu diskutieren, da sich jede der oben genannten Krankheiten anders darstellt, anders verläuft und andere Folgen haben kann. Alleine die Tatsache, dass es sich bei vielen von ihnen um ansteckende Krankheiten handelt, die über Tröpfcheninfektionen verbreitet werden, ist noch keine Begründung für das Impfen. Die Angst vor Nadeln ist aber auch kein Grund dagegen. Die Diskussion um dieses Thema ist sehr emotional geladen, denn wir leben in einer Welt, in der sich viele Menschen nicht mit Krankheiten auseinandersetzen WOLLEN. Zudem gibt uns die Arbeitswelt vor zu funktionieren, um so wenig Fehltage wie möglich zu produzieren. Da Eltern kranker Kinder sich für deren Pflege krankschreiben lassen können, sind einige dieser Krankheiten aufgrund ihres langen Krankheitsverlaufes natürlich nicht gerne gesehen. Auch wenn sie noch so einen positiven Effekt auf das kindliche Immunsystem mit sich bringen. Es wird die fehlende Arbeitszeit der Eltern gesehen, nicht die Erkrankung des Kindes. Nicht jede Familie verfügt über das hierfür notwendige Netzwerk aus Großeltern, Verwandten, Freunden und anderen Betreuern wie Babysitter oder Nanny, um die Fehltage dennoch zu minimieren. Dies ist oftmals der Grund, warum Eltern impfen lassen – sie wollen, dass ihr Kind funktioniert, damit sie auf ihrer Position innerhalb der Gesellschaft funktionieren und das Kind mit dieser Grundeinstellung aufwächst – dem Glauben an das

Funktionieren im System. Ja, richtig – das hört sich blöd an und ist es auch! Deshalb ist es vielleicht sinnvoll, sich nicht an seinem Arbeitgeber hinsichtlich dieser Entscheidung zu orientieren, sondern an den tatsächlichen Vor- und Nachteilen, die eine Impfung mit sich bringt.

Pro und Contra Impfen

Die Entscheidung, ob das Baby geimpft werden soll oder eben auch nicht, ist nicht einfach, denn die Argumente, die für die Impfung sprechen, leuchten irgendwie genauso ein wie die, die dagegen sprechen. Und doch liegt die Verantwortung für die Entscheidung bei Euch, den Eltern des Kindes. Niemand anderer kann sie fällen. Natürlich wird bei den U-Untersuchungen vom Arzt darüber aufgeklärt. Dennoch sollte man sich auch auf anderem Wege über Impfungen informieren. Es gibt sehr gute Literatur ausschließlich zu diesem Thema. Freunde, Verwandte, andere Eltern können befragt werden. Aber letztlich steht Ihr mit dieser Entscheidung alleine da. Damit sie Euch vielleicht ein wenig leichter fällt, sind folgend die Vor- und Nachteile einer Impfung aufgeführt.

Vorteile einer Impfung

- Der Geimpfte erhält einen sicheren Schutz gegen die betreffende Krankheit.
- Sollte es trotz einer Impfung zu einem Ausbruch der Krankheit kommen, ist mit einem milden Verlauf zu rechnen. *Trotz besseren Wissens wird dieses Argument von Impfbefürwortern immer noch verwendet.*
- Herdenschutz / Gemeinschaftsschutz: Nicht jeder Mensch kann geimpft werden. Hierfür kann es unterschiedliche, medizinische Indikationen geben. Ist der Gemeinschaftsschutz aufgrund einer hohen Impfrate gegeben, sind auch diese Personen weitestgehend vor einer Infektion geschützt.
- Durch den Herdenschutz kann es möglich sein, dass die Krankheit vollständig ausgerottet wird.

- Impfen wird als Prophylaxe und somit kostengünstige Variante angesehen, sich den genannten Krankheiten zu stellen. Das Pflegen und Betreuen einer erkrankten Person wird als kostenintensiv betrachtet und ist somit weder vom Gesundheitssystem noch vom System des Arbeitsmarktes erwünscht.

Nachteile einer Impfung

- Die meisten Impfungen müssen in Deutschland mittels eines Kombinationspräparates vorgenommen werden. Einzelimpfstoffe sind mittlerweile in Deutschland nicht mehr zugelassen. Damit wird den Eltern die Option genommen, sich für die eine Impfung, aber gegen eine andere zu entscheiden, wenn diese in einem Kombinationspräparat zusammengefasst wurden.
- Jedes Impfserum, ob nun Einzelpräparat oder Kombi-Präparat, ist ein verschreibungspflichtiges Medikament. Als solches hat es sowohl eine Hauptfunktion, leider aber auch Nebenwirkungen. Diese jedoch werden bei fast jeder Impfberatung unter den Tisch gekehrt. Man wird also lediglich über die gewünschte Wirkung des Präparats aufgeklärt, hinsichtlich eventueller Nebenwirkungen jedoch vollkommen im Dunkeln gelassen. Somit ist man gezwungen, sich diese Informationen auf anderem Wege zu beschaffen, möchte man die Situation von allen Seiten betrachten. Es sollte an dieser Stelle erwähnt werden, dass kaum ein Patient den Beipackzettel des Präparates zu sehen bekommt. Sie sind teilweise im Internet zu finden. Andere müssten beim Arzt eingefordert werden. Ein Wunsch, den die meisten Ärzte mit fadenscheinigen Argumenten ablehnen.
- Jede Impfung führt zu einer Reaktion des Körpers. Dies kann mit einer Rötung der betroffenen Stelle beginnen, über Juckreiz bis hin zu einem hohen Fieber und Krampfanfälle gehen. Kommt es tatsächlich zu schwerwiegenden Reaktionen, wird der Patient selbstverständlich bestmöglich behandelt. Eine Verantwortung für diese Reaktion

wird jedoch sowohl von den Ärzten als auch dem Hersteller abgelehnt.

- Bei einigen Impfungen, etwa bei der Masernimpfung oder auch der Grippeimpfung, kann es zu einem Ausbruch der Krankheit direkt nach der Impfung kommen. Grundsätzlich wird gesagt, dass der Verlauf abgeschwächt und milde auftritt. Dies ist jedoch nicht immer der Fall. Das Gegenteil wurde ebenfalls schon oft festgestellt. Dies gilt insbesondere für die Grippeimpfung, aber auch der bisherigen Masernimpfung.
- Impfungen können zur Schädigung des Nervensystems führen, was zu dauerhaften Problemen führen kann. Auch Wesensveränderungen wurden festgestellt. Ein Argument, das von den Impfbefürwortern immer wieder als nichtig und nicht belegbar ad acta gelegt wird.
- Jede Impfung ist ein Eingriff in einen funktionierenden Organismus. Beim Impfen von Säuglingen muss zudem bedacht werden, dass ihr Immunsystem noch nicht ansatzweise aufgebaut wurde. Dafür benötigt es Zeit. In diesen natürlichen Vorgang mit diversen Mehrfachimpfungen einzugreifen, bedeutet, den natürlichen Prozess zu stören oder gar vollständig zu unterbrechen. Allergien und Infektanfälligkeiten können die Folge sein.
- Das Gemeinwohl wird über das individuelle Wohl gestellt, was letztlich eine Beugung des Grundgesetzes darstellt.

Fazit:

Es ist nicht einfach diese Entscheidung zu fällen, zumal der aktuelle Gesetzesentwurf vorsieht, dass ab März 2020 alle Kinder, die von einer Tagesmutter oder einer Gemeinschaftseinrichtung betreut werden (also Kita oder Schule / Hort), einen Impfschutz gegen Masern nachweisen müssen. Besteht dieser nicht, begehen die Eltern eine Ordnungswidrigkeit, die mit einem Bußgeld von bis zu EURO 2.500 belegt werden kann. Dennoch sollte man sich ganz genau überlegen, ob man dieser Aufforderung nachkommen möchte. Die Nachteile sind nicht von der Hand zu weisen. Zudem möchten nicht alle Eltern die Verantwortung für ihr Kind in die Hände der Ärzte legen. Trotz des eventuell verhängten Bußgeldes,

ist es nach wie vor die Entscheidung der Eltern, ob das Kind die Impfung erhält oder durch die elterliche Entscheidung mit Beschränkungen belegt wird. Auch kann zwar eine Aufnahme in die Krippe oder den Kindergarten verweigert werden. Aufgrund der bestehenden Schulpflicht ist eine generelle Ablehnung des Schulbesuches nicht möglich, da die Option der heimischen Beschulung ebenfalls nicht gegeben ist. Ein Tauziehen zwischen den Behördlichkeiten würde entstehen.
Solltet Ihr Euch gegen Impfungen entscheiden, macht Euch auf viel Gegenwind und Unverständnis / Intoleranz gefasst. In der heutigen Gesellschaft ist es üblich, die Verantwortung für seine Gesundheit in die Hände der Ärzte zu legen. Menschen, die die Verantwortung über ihr Leben, ihre Gesundheit selber übernehmen möchten, werden seltsamerweise für verantwortungslos gehalten. Hitzige Diskussionen und Beschimpfungen sind das Geringste. Mach' Dir nichts daraus, wenn ein Arzt damit droht, Euch bei einer Entscheidung gegen das Impfen aus seiner Praxis zu schmeißen. Es gibt immer noch ausreichend Ärzte, die die Impfsituation ebenfalls kritisch sehen. Dort seid Ihr herzlich willkommen. Schlimm wird es, wenn andere Kinder nicht mit den Deinen spielen dürfen, weil sie nicht geimpft sind. Ja, es wird mit der Angst der Menschen gespielt, sodass es vielen nicht möglich ist, eine objektive Entscheidung zu treffen. Und Artikel wie dieser können lediglich eine Hilfestellung sein.

Die Entscheidung will gut überlegt sein. Eine intensive Auseinandersetzung ist unablässig. Natürlich wird es, egal wie die Entscheidung ausfällt, immer wieder Momente geben, in denen man denkt, dass man vielleicht die falsche Entscheidung getroffen hätte. Aber dies trifft ja für vieles zu, was man im Leben zu entscheiden hat, nicht wahr?

HOMÖOPATHIE – HAUSAPOTHEKE

Die Homöopathie wurde im 19. Jahrhundert von Samuel Hahnemann entwickelt. Es handelt sich hierbei um eine naturheilkundliche sanfte Therapieform, die sich immer mehr durchsetzt, da auf sämtliche Chemie verzichtet wird.

Es wird dem Grundsatz befolgt, dass Ähnliches durch Ähnliches geheilt wird. Was genau bedeutet das? Schauen wir uns das Mittel „Belladonna" an. Würde man es einem gesunden Menschen verabreichen, so würde Belladonna in pflanzlicher Form bzw. in der so genannten Urtinktur, die aus der Pflanze gewonnen wird, zu einem Temperaturanstieg bis hin zum Fieber kommen. Erhält nun der fiebrige Patient das homöopathisch-aufbereitete Belladonna, so wird das Fieber gesenkt.

Nun wirkt ein einziges Mittel in den meisten Fällen in vielfacher Weise. Die einen Mittel haben einen kleinen, die anderen einen großen Wirkungskreis. Aus diesem Grunde schaut sich der Homöopath bzw. der Arzt oder eine Hebamme mit entsprechender Weiterbildung die Symptome der Erkrankung genau an, um dann genau ein Mittel auszuwählen. Das ist nicht immer einfach. Und doch gibt es eine Reihe von Erkrankungen, auf die wir im Alltag immer wieder stoßen, bei denen sich bestimmte Mittel bewährt haben. Man nennt sie auch „bewährte Indikationen". Viele homöopathische Ratgeber befassen sich schwerpunktmäßig mit diesen bewährten Indikationen. Das ist vollkommen in Ordnung. Nur sollte man wissen, dass auch die Homöopathie, insbesondere die bewährten Indikationen ihre Grenzen haben. Dies ist auch der Grund dafür, warum die Anamnese, also die Aufnahme aller bestehenden und eventuell durch genetischen Einfluss übernommen Symptome, so gründlich erfolgt. Man hat förmlich das Gefühl, man müsste sein Innerstes nach außen bringen.
Es muss jedoch eine genaue Diagnose durchgeführt werden, um das richtige Mittel in der richtigen Potenz zu verabreichen. Aus diesem Grund sind bei Kindern die Eltern die Sinnesorgane des

Arztes. Genaues Beobachten ist bei einer homöopathischen Behandlung dringend notwendig.

In der Homöopathie gibt es unterschiedlichen Potenzen. Sie reichen von einer D1, hinter der sich die Urtinktur verbirgt, bis zu einer LM 30. Fragt man sich nun, wo der Unterschied zwischen einer Niedrigpotenz und einer Hochpotenz ist, wird man feststellen, dass die Niedrigpotenzen sich für die akuten Erkrankungen, insbesondere von Kindern, bestens bewährt haben. Hochpotenzen entwickeln ihre Wirkung oftmals ganz speziell im geistigen, mentalen Bereich. Da die kleinsten unter uns noch nicht so viel denken, kann es auch daran liegen, dass die Empfehlung für sie im Niedrigpotenzbereich liegt. Dennoch kann es vorkommen, dass schon die Kleinsten dringend eine Hochpotenz benötigen. Es gibt die Niedrigpotenzen von D6 bis D12. Diese kommen zur Anwendung, wenn körperliche Beschwerden vorliegen. Welche Potenz nun letztlich angewandt werden soll, liegt im Ermessen des Behandlers sowie in der Erkrankung des Kindes.

Bei einer Behandlung von einem Baby sind die Niedrigpotenzen diejenigen, die am meisten zum Einsatz kommen. Um sicher zu gehen, wendet Euch an einen Heilpraktiker, der hier auf ein fundiertes Wissen zurückgreifen kann. Vielfach kann zu Beginn auch die homöopathisch versierte Hebamme helfend zur Seite stehen. Sie kennt sich mit der Homöopathie für Kinder natürlich genauso gut aus wie mit der Homöopathie für die Mütter.

Wenn Ihr das wollt, könnt Ihr Euch eine kleine Hausapotheke anlegen, damit Ihr mit den Mitteln versorgt sind, die am häufigsten an zuwenden sind. Es lohnt sich, sich intensiv mit der Materie zu befassen – für seine Familie und natürlich auch für sich selber.

Wie gesagt, wenn Ihr Euch nicht sicher seid, wendet Euch an einen Heilpraktiker, der ganz genau sagen kann, welches Mittel für welchen Menschen passend ist. In der Homöopathie sind nicht alle Mittel universell einsetzbar. Ein Heilpraktiker hat das tiefe Fachwissen, mit dem er Euch in jedem einzelnen Fall beraten kann, in welcher Dosierung die jeweiligen Krankheitsfall behandelt werden sollten.

Empfehlung einer Hausapotheke in den Dosierungen D6 – D12

Fragt man sich, wo der Unterschied eines Mittels in einer D6- oder einer D12-Potenz liegt, wird man folgende Antwort erhalten: Die D6 ist eine Lösung 1:10, die 6 Mal verdünnt wurde. Bei der D12-Potenz handelt es sich um 12 Verdünnungsprozesse. Dadurch ist der Anteil des ursprünglichen Mittels in der D12-Potenz geringer als der der D6-Potenz. Diese beiden Potenzen werden für die Hausapotheke empfohlen, weil sie am sanftesten wirken. Ein Vorteil, dessen man sich nicht nur bei Kindern gerne bedient. Für akute Erkrankungen, aber auch zur Selbstbehandlung sind sie ideal.

Abies nigra D6
Ammonium bromatum D6
Apis D12
Apomorphinum hydrochlroricum D6
Belladonna D12
Carbo vegetabilis D6
Cardiosperum Mezereum D6
Chamomilla D12
Croton tiglium D6
Echinacea D6
Ferrum phosphoricum D12
Graphites D12
Kalium chloratum D12
Mercurius corrosivus D6
Mezereum D6
Natrium sulfuricum D6
Nux vomica D12
Selenium D6
Silicea terra D12
Spongia D12

Es ist durchaus möglich, dass die Potenz-Empfehlungen für die Hausapotheke in anderer Literatur anders ausfallen. Lasst Euch davon nicht verwirren. Grundsätzlich sind beide Potenzen möglich. Sollte Euch Euer Bauchgefühl sagen, dass die Potenz anders lauten sollte, vertraut diesem Gefühl. Auch wenn es kein greifbares

Argument ist, ist das Bauchgefühl oftmals die beste Entscheidungshilfe, wenn es um die Potenzwahl und die Dosierung des homöopathischen Mittels geht.
Aber ehrlich: Besorgt Euch die entsprechende Literatur, wenigstens ein Buch mit den bewährten Indikationen. Dort könnt Ihr zumindest einiges nachschlagen. Denn irgendwann muss die Standleitung zur Hebamme gekappt werden.

Krankheiten erkennen, behandeln und handeln

Jedes Kind kann einmal krank werden. Dies können Alltagskrankheiten wie Bauchweh oder Erkältungen ebenso wie Erkrankungen, die mit Beeinträchtigungen einhergehen, wie Asthma oder Neurodermitis. Bei Unsicherheiten hinsichtlich der Diagnose sollte immer der Kinderarzt oder das Kinderkrankenhaus aufsuchen.

Dennoch solltet Ihr einiges über Krankheiten bei Babys wissen. Denn jede Krankheit sorgt dafür, dass das Immunsystem sich weiter entwickeln kann. Babys kommen nämlich mit einem so gut wie nicht entwickeltem Immunsystem zur Welt. Es muss sich gewissermaßen erst der neuen Umgebung anpassen. Wie schnell dies vor sich geht, ist individuell unterschiedlich und ein klein bisschen Veranlagung. Doch ist es tatsächlich so, dass jede Infektion, die das Baby durchläuft, das Immunsystem zunächst herausfordert, um es letztlich gestärkt zu verlassen.

Dies gilt übrigens auch für die Kinderkrankheiten. Kinderkrankheiten waren früher weit verbreitet. Für gewöhnlich haben sich die Kinder bereits früh in ihrem Leben damit angesteckt. Man hat die noch nicht infizierten Kinder sogar bei den Kranken spielen lassen, damit sie die Krankheit auch schnell hinter sich lassen konnten. Diese Krankheiten werden durch Tröpfcheninfektion übertragen. Heute wird recht früh schon gegen die meisten Kinderkrankheiten geimpft. Dieses Thema haben wir bereits behandelt. Jetzt geht es darum, wie diese Krankheiten erkannt und schnellstmöglich behandelt werden.

Durchfall

Durchfall ist relativ zu erkennen, wie bei den Erwachsenen auch. Die Konsistenz des Stuhls ist viel flüssiger als gewöhnlich.

Wie erkenne ich es?

Dünner, wässriger Stuhl, die sich 3 – 5 Mal und häufiger in der Windel zeigt, wird als Durchfall bezeichnet, einhergehend mit Appetitlosigkeit, Unruhe, Erbrechen, Fieber und evtl. Gewichtsverlust. Der Bauch ist angespannt.

Wie zu behandeln?

Ausreichende Flüssigkeitszufuhr. Bei Fieber gerne kalte Wadenwickel, um das Fieber aus dem Körper heraus zu ziehen. Kinder, die bereits Beikost erhalten, können mit Banane gefüttert werden, da diese ausreichend Fasern vorhält, um die Flüssigkeit zu binden. „Flaschenkinder" sollten mit der Heilnahrung von Humana gefüttert werden. Es wirkt dem Durchfall entgegen und ist mit Mineralien, Vitaminen und auch Spurenelementen angereichert.

Was soll ich machen?

Gestillte Kinder werden weiter gestillt. Zusätzlich kann Wasser gegeben werden. Nun heißt es beobachten. Denn die meisten Durchfälle geben sich von alleine. Geschieht dies nicht und tauchen Zeichen von Austrocknung auf, ist sofort ein Arzt aufzusuchen. Man spricht von einer Zeitspanne von 6 Stunden, in der sich Besserung einstellen sollte. Die Hebamme kann Dir zudem mit der Nennung von homöopathischen Mitteln unter die Arme greifen. Sie werden individuell ausgewählt. Überlegen genau, um herauszufinden, wo die Ursache für den Durchfall liegt. Dies ist sowohl für die Mittelfindung als auch für die weitere Vorgehensweise ein wichtiger Punkt.

Homöopathisches Mittel in D6-D12

u.a. Chamomilla, Ferrum phosphoricum, Natrium sulfuricum

„Dreimonatskoliken"

Unter diesem Wort sind nicht nur Blähungen zu verstehen, unter denen ein Baby leiden kann. Hier sind vielmehr diese Schreiattacken gemeint, die das Baby quälen. Diese beginnen in einem Alter von zwei Wochen, steigern sich dann bis zum 6. Woche und nehmen dann wieder ab, bis das Kind 3 Monate alt ist.

Dieses Schreien ist meist an eine Uhrzeit gebunden, wann es beginnt und kann stundenlang dauern. In dieser Zeit lässt sich das Baby kaum beruhigen und ist nur mit Schreien beschäftigt. Bei manchen Kindern sind tatsächlich Verdauungsprobleme die Ursache für das Schreien.

Die häufigsten Ursachen für diese Koliken sind jedoch die Prozesse, die das Baby durchleben muss. Gerade in dieser Zeit muss es sich seiner Umgebung ganz neu anpassen und die Entwicklung beginnt.

Nach drei Monaten sollte dieser Spuk jedoch ein Ende haben.
Sollte dies nicht der Fall sein, kontaktiert auf jeden Fall Euren Kinderarzt, der dann nach anderen eventuellen Ursachen für das Schreien suchen muss.
Wichtig in dieser Zeit ist

- SCHÜTTELT EUER BABY NIEMALS, auch wenn Ihr noch so verzweifelt seid! Falls Ihr nicht weiterwisst, nehmt Euch eine kurze Auszeit, legt Euer Baby sicher ab, geht kurz aus dem Raum und atmet durch. Natürlich müsst Ihr immer wieder nach Eurem Baby schauen und holt Euch Hilfe, jemanden, der das Kind für eine Weile übernehmen kann!
- Versucht das Schreien zu durchbrechen, indem Ihr Euer Baby ablenkt.
- Spielt so viel wie möglich mit dem Baby, um ihm genug Raum zu geben, diese anstrengende Zeit durchzustehen. Auch kann die Bewegung die Anspannung lösen.

- Gerade jetzt braucht Euer kleiner Schatz viel Liebe und Zärtlichkeit!

Homöopathisches Mittel in D6-D12

u.a. Carbo vegetabilis und Mercurius corrosivus

Erbrechen

Viele Babys brechen direkt nach dem Stillen, ganz einfach, weil sie zu viel Milch aufgenommen haben. Die „Portionen" könnten verkleinert werden.

Wie erkenne ich es?

Hält das Erbrechen mit größeren Mengen an, werden ganze Mahlzeiten wieder ausgespien, sollte dies natürlich ärztlich abgeklärt werden. Solange die Mengen sich im Rahmen halten und das Kind ausreichend zunimmt, findet Euch einfach damit ab, dass Ihr eines der „Spuckkinder" habt, die immer einen Teil ihrer Mahlzeit wieder hergeben.

Wie zu behandeln?

Spuckt Euer Kind immer wieder in kürzeren Abständen und kommt auch noch Durchfall dazu, hat es vermutlich einen Brechdurchfall. Bei anhaltenden Symptomen bitte den Arzt aufsuchen.

Was soll ich machen?

Egal wie die Diagnose auch ausfällt, versorgt das Baby mit genug Flüssigkeit. Es kann in solchen Fällen schnell dehydrieren, was unter Umständen lebensbedrohlich werden kann.

Homöopathisches Mittel in D6-D12

u.a. Nux vomica, Apomorphinum hydrochloricum

Fieber

Fieber ist an der Körpertemperatur zu messen. Zwischen 36,5 °C und 37,5 °C spricht man von einer normalen Körpertemperatur. Bis hin zu 38,4 °C ist es dann eine erhöhte Temperatur. Ab 38,5 °C spricht man nun von Fieber das ab 39 °C in hohes Fieber übergeht.

Wie erkenne ich es?

Erhöhte Temperatur und auch einmal Fieber kommt bei Babys öfter einmal vor. Dies muss nicht automatisch ein Zeichen einer schweren Erkrankung sein. Die Temperatur von Babys ist nie konstant. Je nach Umgebung kann es sein, dass sich die Temperatur zwischen 36,5 und 37,5 °C befindet. Vor dem Fieber spricht man von erhöhter Temperatur. Sollte es jedoch höher werden, also ab 38,5 °C hat Euer Baby tatsächlich Fieber.

Wie zu behandeln?

Natürlich ist eine Absprache mit dem Arzt bei länger anhaltendem Fieber ein MUSS. Grundsätzlich ist er einzuschalten, wenn das Fieber 38,5°C überschreitet und sich nicht senken lässt.

Was soll ich machen?

Gebt Eurem Baby regelmäßig etwas zu trinken (Muttermilch, Wasser oder Tee). Am bestem jede halbe Stunde. Und messt regelmäßig die Temperatur. Das Baby darf zudem nicht zu warm eingepackt werden.

Dies muss nicht automatisch ein Zeichen einer schweren Erkrankung sein. Macht zunächst kalte Wadenwickel, um die Temperatur zu senken. Ebenfalls kann zu fiebersenkenden Mitteln, wie Zäpfchen oder Fiebersagt gegriffen werden. In den meisten Fällen lässt es sich durch diese Maßnahmen senken. Bleibt das Fieber bestehen, kann homöopathisch eingegriffen werden. Habt keine Bedenken den Arzt einzuschalten, wenn Ihr Euch nicht sicher seid. Im Zweifelsfall wird er die richtigen Maßnahmen einleiten.

Homöopathisches Mittel in D6-D12

u. a. Belladonna, Echinacea

Pseudo Krupp

Hierbei handelt es sich um eine Entzündung und Schwellung der Schleimhäute im Bereich des Kehlkopfes sowie der Stimmbänder.

Wie erkenne ich es?

Aufgrund der stark verengten Atemwege kommt es zu einer so starken Atemnot, dass daraus ein starker Hustenanfall resultiert. Das entscheidende Symptom ist die Beschwerdefreiheit am Tag und die schweren Hustenanfälle in der Nacht.

Wie zu behandeln?

RUHE BEWAHREN und einen Kinderarzt anrufen, der sich dieser Symptomatik annehmen kann. Bei extremen Erstickungsanfällen ***112*** wählen und anmerken, dass ein Kinderarzt benötigt wird.

Was soll ich machen?

Sorgt dafür, dass das Baby frische Luft einatmet und gebt ihm regelmäßig etwas zu trinken. Nach dem Arztbesuch versorgt Ihr Euer Baby mit den nötigen Medikamenten und dann wird sich hoffentlich bald eine Besserung einstellen.

Homöopathisches Mittel in D6

u.a. Ammonium bromatum, Kalium chloratum, Spongia

Erstickungsgefahr

Wie erkenne ich es?

Würgen des Kindes mit Schnappen nach Luft; Blauanlaufen.

Wie zu behandeln?

Nimm das Kind auf, lege es mit dem Gesicht nach unten auf deinen Schoß und klopfe ihm angemessen kräftig auf den Rücken. Bei verschluckten Gegenständen kann der Heimlichgriff eingesetzt werden. Ältere Kinder werden zum weiteren Würgen und Husten animiert.

Was soll ich machen?

Auf jeden Fall zum Arzt. So schnell wie möglich. In diesem Fall ist auch das Rufen des Notarztes / Rettungswagens eine sehr gute Entscheidung. **Notrufnummer: 112**

Homöopathisches Mittel in D6-D12

Bei dieser akuten Gefahr solltet Ihr nicht nach einem homöopathischen Mittel greifen, sondern tatsächlich den Notruf wählen!

Kontaktdermatitis

Eine Kontaktdermatitis ist eine Hautreaktion, die auftritt, wenn die Haut durch eine bestimmte Substanz gereizt wird.

Wie erkenne ich es?

Häufige Symptome sind Schwellungen, Rötungen, Juckreiz und ein Brennen.
Sie tritt auf, wenn das Kind beim Spielen mit dem entsprechenden Allergen in Berührung gekommen ist. Hierbei kann es beispielsweise um feinen Sand in der Sandkiste oder aber bestimmte Teppichmaterialien handeln. Dennoch sollte sie von der Neurodermitis differenziert werden.

Wie zu behandeln?

Vereinbart einen Termin bei Eurem Kinderarzt und er wird Euch dann die geeignete Methode mitteilen. Meist reicht eine einfache Hautsalbe. Auf jeden Fall wird er mit Euch die weitere Verfahrensweise besprechen.

Was soll ich machen?

Für gewöhnlich genügt es, die auslösenden Materialien zu erkennen und zu meiden.

Homöopathisches Mittel in D6-D12

u.a. Graphites, Silicea terra

Nabelbruch

Wie erkenne ich es?

Er ist schwer zu erkennen und zeigt sich oftmals lediglich durch eine kleine Beule, die beim Lachen, Husten oder Schreien durch die Bauchdecke nach oben drückt. Nicht immer ist ein operativer Eingriff notwendig, da sich die Muskeln der Bauchdecke, die normalerweise dafür sorgen, dass das Bindegewebe nicht durch die Muskeln der Bauchdecke wandert, im Laufe der Zeit stärker werden.

Wie zu behandeln?

Es sollte vom Arzt abgeklärt werden, ob er behandelt werden muss oder nicht.

Was soll ich machen?

Ihr könnt nichts dagegen tun. Falls er mit der Zeit nicht völlig unsichtbar wird, kann er nur durch eine Operation behoben werden. Aber es ist im Allgemeinen nur eine Kosmetische Operation.

Homöopathisches Mittel in D6-D12

u.a. Arnica

Neurodermitis

Unter Neurodermitis sind gerötete, juckende Hautirritationen zu verstehen, die unterschiedliche Auslöser haben können. Die Neurodermitis muss von der Kontaktdermatitis abgegrenzt werden.

Wie erkenne ich es?

Bei Neurodermitis-Patienten kommt es meist zu Veränderungen des Hautmilieus. Zudem sind die Beschwerden dauerhaft.

Wie zu behandeln?

Eine langfristige Behandlung ist angeraten.
Es ist auf jeden Fall ratsam, Euren Kinderarzt aufzusuchen, damit er Euch entsprechend berät.

Was soll ich machen?

Beobachtet ganz genau, wann die Neurodermitis stärker wird, und wann das Krankheitsbild schwächer wird. Oftmals sind Lebensmittelunverträglichkeiten oder sonstige Umwelteinflüsse der Auslöser. Auch Stress kann zu den Auslösern gehören. Je besser Ihr das Baby beobachtet, desto besser könnte Ihr Eurem Kinderarzt helfen und nach den Ursachen forschen. Dies kann eventuell ein langwieriger Prozess sein.

Homöopathisches Mittel in D6-D12

u.a. Cardiosperum, Mezereum

Verstopfung

Das Kind hat sichtbare Bauchschmerzen und Beschwerden beim Stuhlabsatz. Eventuell bleibt dieser ganz aus.

Wie erkenne ich es?

Die Bauchdecke ist verhärtet und schmerzhaft. Es kommt zu Abwehrreaktionen bei Berührung des Bauches.

Wie zu behandeln?

Bei Neugeborenen und Kleinkindern ist zunächst eine Bauchmassage angesagt. Sie wirkt sanft, aber tiefgründig. Zudem ist eine leicht erhöhte Flüssigkeitszufuhr von Nöten, um den gelösten Kot zur Ausscheidung zu bringen.

Was soll ich machen?

Wenn Ihr Euch auch hier nicht sicher seid, geht zum Kinderarzt und lasst Euch helfen.

Homöopathisches Mittel in D6-D12?

u.a. Nux vomica, Abies nigra

Entzündete Augen

Wie erkenne ich es?

Meistens sind die äußerlichen Anzeichen genau erkennbar.
Die Augen Eurer Babys haben in vielen Fällen plötzlich einen Schleier. Meist sind sie dazu noch gerötet, Eurem Baby laufen Tränen aus den Augen. Ihr könnt es dabei beobachten, dass es sich ständig die Augen reibt.

Wenn ein grünliches Sekret hinzukommt, hat es sich vermutlich eine Bindehautentzündung eingefangen.

Wie zu behandeln?

Die Augen sind mit am empfindlichsten, wenn es darum geht, dass man krank ist. Also geht mit Eurem Kind zum Arzt, so dass er die Ursache feststellen kann und dementsprechend reagieren kann.

Was soll ich machen?

Am besten reagiert Ihr eigenständig nur bei verklebten Augen. Hier nehmt Ihr Euch Wattepads zur Hand, macht diese mit lauwarmem Wasser nass und versucht am Lidrand die Verklebungen zu lösen. Und die Reste bitte immer zur Nase hin wegwischen.

Homöopathisches Mittel in D6-D12

u.a. Croton tiglium

Zahnschmerzen

Zahnschmerzen bei Babys sind nicht mit den Zahnschmerzen zu vergleichen, die uns Erwachsene plagen. Hierbei handelt es sich um die Schmerzen, die Babys haben, wenn die Zähne zum ersten Mal durch den Kiefer brechen.

Das erste Gebiss, das sogenannte Milchzahngebiss besteht aus insgesamt 20 Zähnen. Bis alle Zähnchen vorhanden sind, dauert es bis zu 2,5 Jahren. In dieser Zeit erscheinen nach und nach die Zähnchen und führen so immer wieder zu Zahnschmerzen.

Bitte lasst Euer Baby nicht dauerhaft an einer Flasche herumnuckeln. Hieraus könnte die sogenannte Nuckelflaschenkaries entstehen, und die führt wiederum zu einem Besuch beim Zahnarzt. Achtet darauf, dass Euer Baby ungesüßte Flüssigkeiten zu sich nimmt und wenn möglich aus einem Becher oder einem Glas trinkt.

Es handelt sich hier im Grunde genommen, um keine Krankheit, sondern um einen natürlichen Entwicklungsprozess, der evtl. andere Krankheiten mit sich ziehen kann. Dennoch kann er extrem schmerzhaft für das Kind sein.

Wie erkenne ich es?

Gerade Babys im ersten Lebensjahr zeigen ihre Zahnschmerzen, indem sie wirklich alles in den Mund stecken und darauf herum beißen. Es kommt auch zu einem sehr hohen Speichelfluss und das Zahnfleisch ist rot und geschwollen. Auch Durchfall und Fieber sind Begleiterscheinungen. Eventuell sind die Kinder sehr unleidlich und weinen viel. Starke Unruhe kommt hinzu.

Wie zu behandeln?

Es gibt die so genannten Zahnungsringe, die im Kühlschrank / Eisfach gekühlt werden können. Das Baby wird sehr gerne die kühlen Ringe in den Mund nehmen und sie anbeißen. Zudem können sie leicht gereinigt werden. Vitamin D Zugabe ist in dieser Zeit ein häufiges Mittel, auf das die Ärzte zurückgreifen.

Was soll ich machen?

Oftmals sind die Beißringe nicht ausreichend. Die Hebamme kennt verschiedene homöopathische Mittel, die beim Zahnen helfen. Fragt sie ruhig.

Homöopathisches Mittel in D6-D12

u.a.Belladonna, Chamomilla, Arnica

Meningitis

Wie erkenne ich es?

Bei einer Meningitis verschlechtert sich der Allgemeinzustand des Kindes rapide. Starke Kopfschmerzen, Nackensteifigkeit, hohes Fieber, Muskelverspannungen und Erbrechen sind die sich zeigenden Anzeichen.

Wie zu behandeln?

Das Aufsuchen eines Arztes, beim konkreten Verdacht die Fahrt ins Kinderkrankenhaus sind unumgänglich. Bei Bedarf sogar mit dem Rettungswagen!

Was soll ich machen?

Ihr könnt nur helfen, in dem Ihr Ruhe bewahrt, damit Euer Baby nicht Eure Nervosität spürt.

Homöopathisches Mittel in D6-D12?

Hier würden wir raten, sofort den Kinderarzt oder eine Klinik aufzusuchen. Zur Not bitte 112 anrufen!

Hand-Fuß-Mund-Krankheit

Wie erkenne ich es?

Es handelt sich hierbei um einen Ausschlag mit kleinen Bläschen, die sich sowohl an den Händen, Füßen, aber auch am Mund bzw. im Gesicht befinden. Denn die Viren werden gewissermaßen überall verteilt. Daher können sie sich auch an anderen Körperteilen finden.

Wie zu behandeln?

Da besonders die Flüssigkeit dieser Bläschen hoch ansteckend ist, sollte die Behandlung darauf abzielen, diese auszutrocknen. „Hermalopen", eine Salbe aus Melissenextrakt, ist hierzu bestens geeignet. Sie trocknet aus und geht zugleich gegen die Viren vor, die diese Erkrankung auslösen. Sie wird extrem dünn aufgetragen, sodass sie bei Babys auch bereits problemlos eingesetzt werden kann. Innerlich kann gerne ein Melissentee gegeben werden, sodass die Heilkräfte der Melisse auch von innen heraus wirken können. Damit das Kind die Bläschen nicht aufkratzt, kann die Verwendung von dünnen Handschuhen für das Kind sinnvoll sein, insbesondere in der Nacht.

Was soll ich machen?

Tragt die Salbe solange dünn auf, bis keinerlei Bläschen mehr sichtbar sind und geht am Schluss der Behandlung nochmals zum Arzt, damit er Euch bestätigen kann, dass Euer Kind die Krankheit überstanden hat.

Homöopathisches Mittel in D6-D12

u.a. Apis, Selenium, Sulfur, Melissa officinalis

Die so genannten Kinderkrankheiten

Die klassischen Kinderkrankheiten stehen rein theoretisch für jedes Kind auf dem Plan. Da jedoch sehr viele Kinder heute schon im frühesten Kindesalter geimpft werden, erkranken heute nur noch die wenigsten Kinder an diesen Erkrankungen. Das ist einerseits sehr beruhigend, andererseits sei gesagt, dass der biologische Zweck der Kinderkrankheiten wieder darin liegt, das Immunsystem herauszufordern und zu stärken. Ja, es ist richtig, dass sie teilweise sehr heftig verlaufen können und dass sie sehr pflegeintensiv sind. Sie können durchaus 14 Tage in der hoch akuten Phase anhalten. Ein Zeitraum, der gerade für berufstätige Eltern nur schwer zu bewältigen ist. Auch die Tatsache, dass man sich ja zur Pflege des Kindes krankschreiben lassen kann, hilft nicht unbedingt weiter. Dennoch sind sie genau genommen ein wichtiger Schritt hin zu einer stabilen Gesundheit, auch wenn dies natürlich kontrovers diskutiert wird. Sowohl unter den Eltern, den Hebammen als auch den Ärzten selber. Die folgende Aufzählung enthält die klassischen Kinderkrankheiten und gibt auch an, ob sie meldepflichtig sind.

Drei-Tage-Fieber

Das Fieber hält drei bis fünf Tage an. In dieser Zeit kann das Kind extrem quengelig sein. Es kann zu Hautausschlägen an Bauch und Rücken kommen, die aber nicht jucken. Sie verschwinden von alleine wieder. Zudem können Symptome auftreten, die einer starken Erkältung gleichkommen. Wichtig ist, das Fieber zu senken, was im ersten Schritt für gewöhnlich mit Wadenwickeln versucht wird. Folgende homöopathische Mittel sind in diesem Fall denkbar – Aconitum D6, Belladonna D12.

Eiterflechte/Grindflechte/Impetigo

Bei diesem Krankheitsbild handelt es sich um eine Hauterkrankung. Sie zeigt sich als kleine Bläschen, die aufplatzen können und zu schmutzig aussehenden Krusten werden. Es ist auf jeden Fall wichtig, die Haut sauber und trocken zu halten. Natürlich kann hierzu Babypuder eingesetzt. Vorzüglich hilft aber auch

Kartoffelmehl. Es trocknet, ohne die Haut zusätzlich zu reizen. Damit die Haut nicht gereizt wird, sollte sie nach dem Reinigen nur trocken getupft werden. Auch föhnen wäre möglich, aber bitte nur auf adäquat warmer Stufe. Folgende homöopathische Mittel sind möglich – Sulfur D12, Hepar Sulfuris D12, Antimonium crudum D12, Mercurius solubilis D12.

Keuchhusten

meldepflichtig – Vorrangig befällt der Keuchhusten die drei- bis siebenjährigen Kinder. Es heißt, er kommt drei Wochen und geht drei Wochen. Es kommt beim Keuchhusten zu einer sehr starken Schleimbildung, einer Verengung der Luftröhre bzw. des Kehlkopfes sowie starken Hustenanfällen, die sich insbesondere des Nachts zeigen. Auffällig ist die vorgestreckte Zunge beim Husten und das folgende keuchende Einatmen. Es kann zu kurzfristiger, akuter Atemnot kommen. Drosera, aber auch Spongia, jeweils in einer D12-Potenz können zum Einsatz kommen. Aufgrund der eventuell akuten Atemnot ist es allerdings bei Keuchhusten IMMER notwendig, den Arzt zu konsultieren. Aufgrund des Ähnlichkeitsprinzips kann selbstverständlich auch ein anderes Mittel für krampfartigen Husten zum Einsatz kommen.

Masern

Meldepflichtig - Masern äußern sich zunächst als grippeähnliche Erkrankung. Es zeigen sich weißliche Flecken im Mund. Erst danach setzen die typischen Masernflecken ein. Die roten Flecken fließen ineinander. Im Vordergrund der Behandlung stehen fiebersenkende Maßnahmen wie Wadenwickel. Am wichtigsten aber sind Bettruhe und absolute Schonung. Es gibt Komplikationen, die aber nur bei knapp 10 % aller Erkrankten auftreten. Selbst dann gilt, je jünger, desto leichter fallen Masern aus. Bei Masern sollte stets ein versierter Homöopath gefragt werden, welches Mittel zur Anwendung kommen soll. Eigenmedikation ist hier nicht angesagt.

Mumps

Meldepflichtig – Mumps ist leicht an den geschwollenen Ohrspeicheldrüsen zu erkennen. Hinzu kommen Appetitlosigkeit,

Antriebslosigkeit, Kopf- und Gliederschmerzen sowie Fieber. Leider sind gut 40 % aller Infizierten vollkommen frei von Symptomen. Je jünger die Kinder sind, die an Mumps erkranken, desto weniger ist mit Komplikationen zu rechnen. Wer einmal Mumps durchstanden hat, erreicht eine lebenslange Immunität gegen diese Erkrankung. Homöopathische Mittel, die zur Wahl stehen: Parotis D30, Barium carbonicum D12, Belladonna D12, Jaborandi D12, Lachesis D6, Lycopodium D6, Mercurius solubilis D6, Phytolacca D12, Pulsatilla D12, Rhus toxicodendron D12. Alternativ kann gegen aufkommendes Fieber mit Wadenwickeln gearbeitet werden. Die geschwollene Ohrspeicheldrüse kann mit einem Quarkwickel eingeschlagen werden.

Pneumokokken-Erkrankung

Hierbei handelt es sich um eine bakterielle Erkrankung, die sich in unterschiedlichen Symptomen im gesamten Hals-Nasen-Rachen-Raum sowie der Lunge zeigen kann. Da sich die Homöopathie nach den gezeigten Symptomen richtet und die Pneumokokken-Erkrankung diverse Krankheitsbilder aufzeigen kann, ist es schwer, eine genaue Richtlinie zu geben. Zeigen sich Mittelohrbeschwerden, wird ein Präparat für die Ohren gesucht. Sind die Nasennebenhöhlen befallen, wird ein Mittel benötigt, dass die Schleimproduktion stoppt und die Nebenhöhlen freiräumt. Aus diesem Grunde wird die gefestigte Diagnose eines versierten Kinderarztes benötigt. Erst danach kann an die unterschiedlichen Mittel gedacht werden.

Ringelröteln

Sie sind eher selten und betreffen meist Schulkinder der Grundschule. Vornehmlich treten sie in den Wintermonaten auf. Zunächst kommt es zu einer erkältungsähnlichen Erkrankung. Nach einigen Tagen kommt es zur Bildung von Erythemen, also roten Flecken, die sich überall am Körper befinden. Wir können unter anderem Belladonna D12, Urticaria D6 oder Apis D4 einsetzen.

Röteln

Meldepflichtig – Der typische Ausschlag juckender, roter Flecken zieht sich tatsächlich über den gesamten Körper. Ist man sich nicht sicher, welche Hauterkrankung es nun ist, muss unbedingt den Arzt konsultieren. Denn beide Erkrankungen sind sehr heftig und zudem auch noch ansteckend. Leichtes Fieber und Kopfschmerzen läuten diese Erkrankung ein. Erst wenn sich die Flecken zeigen, weiß man genau, dass dies keine gewöhnliche Infektion ist. Geschwollene Mandeln und Lymphknoten machen diese Erkrankung so schwierig. Bei Röteln ist es wichtig, eine Nachuntersuchung durch den Facharzt vornehmen zu lassen. Sulfur und Urtikaria können im Bereich der Haut unterstützen. Belladonna und Acontium helfen der Senkung des Fiebers.

Scharlach

Meldepflichtig – Schluckbeschwerden, eine hellroe Zunge, diverse Erkältungssymptome, Beteiligung der Lymphdrüsen im Kopfbereich sowie eine Bindehautentzündung gehören in diesen Symptonenbereich und bedürfen einer ärztlichen Abklärung. Zum Einsatz kommen die bereits bekannten Medikamente für Fieber mit starker Hautbeteiligung.

1. Windpocken

Meldepflichtig – Es kommt bei den Windpocken zu stark juckenden Hautausschlägen. Da sie den Körper großflächig befallen, ist es gerade bei kleinen Kindern schwer, sie ruhig zu halten. Zwar sind sie generell schlapper als sonst. Aber der Juckreiz wird sie immer wieder hochschrecken lassen. Es ist wichtig, den Juckreiz zu lindern, damit das Kind zur Ruhe kommen kann. Denn die Windpocken halten gut 14 Tage an. Es sollte homöopathisch an Sulfur, Hepar Sulrufis, aber auch Urticaria gedacht werden.

Sowohl Ärzte als auch Gemeinschaftseinrichtungen, als die Kita, die Krippe, die Tagesmutter und zuletzt auch die Schule unterliegen dieser Meldepflicht. Wer einen guten Kinderarzt / Hausarzt hat, wird es seinem Kind, aber auch den anderen Patienten der Praxis ersparen können, dort ins Wartezimmer gehen zu müssen. Denn ein guter Arzt kommt in so einem Fall ganz bestimmt zu einem Hausbesuch.

DIE U-UNTERSUCHUNGEN

Kaum ist Euer Baby auf der Welt, stehen schon die ersten Termine an. Die wichtigsten sind die sogenannten U-Untersuchungen. Hier wird nach dem geistigen und körperlichen Wohlbefinden Eures Kindes geschaut.

Hier eine Auflistung der Untersuchungen, die im ersten Lebensjahr anfallen. Die Kosten für die Untersuchungen tragen die Krankenkassen und sind im gesetzlichen Leistungskatalog enthalten.

U1 [gleich nach der Geburt]

Auch als Neugeborenen-Erstuntersuchung bekannt. Euer Baby wird zeitnah nach der Geburt auf lebenswichtige Funktionen hin untersucht. Hierzu gehören die Atmung sowie das Herz-Kreislauf-System und die Reflexe. Bei irgendwelchen Zweifeln oder Bedenken seitens des Kinderarztes, kann dieser sofort einschreiten und gegebenenfalls die geeigneten Schritte einleiten.

Im Verlauf dieser Untersuchung erhaltet Ihr dann auch das Gelbe Kinderuntersuchungsheft. In diesem Heft findet Ihr auch Angaben zu den anstehenden Untersuchungen und deren Inhalt.

Bei der U1 wird der Apgar Wert geprüft. Hier steht die Hautfarbe des Babys, der Herzschlag, die Muskelspannung, die Reflexe sowie die Atmung zur Überprüfung an. Kommt es zu schlechten Apgar Werten in Folge einer schweren oder komplizierten Geburt, können sofort die notwendigen Maßnahmen, akut wie auch Folgemaßnahmen, angewandt werden, etwa die Unterbringung im so genannten „Brutkasten“, Beatmung oder Ähnliches.

Zudem wird der Nabelschnur Blut entnommen, um den ph-Wert zu überprüfen. So lässt sich der Sauerstoffgehalt nachprüfen, mit dem das Baby während der Geburt versorgt worden ist. Der Arzt achtet natürlich auch auf äußerlich erkennbare Fehlbildungen.

Bei dieser ersten Untersuchung, bekommt das Baby auch die erste Grundversorgung mit Vitamin K, das zur Verhinderung innerlicher Blutungen dient. Natürlich geschieht das nur mit Eurem Einverständnis. Auch wird der erste Hörtest durchgeführt, um Hörstörungen rechtzeitig zu erkennen und eventuell zu behandeln. Er ist innerhalb einer Woche nach der Geburt durchzuführen, um ein auswertbares Ergebnis zu erhalten. Der Bluttest, der hier durchgeführt wird, wird dazu benutzt, um eine Stoffwechselstörung oder auch Mukoviszidose auszuschließen.

Das sind eine Menge Dinge, die hier auf Euer Baby zukommen. Aber seid versichert, es geschieht nur zum Besten Eures Kindes! Für gewöhnlich dauert die Untersuchung nicht lange, sodass Ihr Euer Kind schnell wieder in die Arme nehmen könnt.

WICHTIG

Zur Geburt und der anschließenden U1 sind folgende Unterlagen mitzubringen:
Die Krankenversichertenkarten der Eltern sowie der Mutterpass.

U2 [3. bis 10 Lebenstag]

Es handelt sich hier um die erste Grunduntersuchung, bei der die Sinnesorgane, Reflexe sowie weitere Organe untersucht werden.

U3 [4 bis 5 Wochen]

Bei dieser Untersuchung wird die altersgemäße Entwicklung der Motorik, der Reflexe, des Gewichts und der Reaktionen untersucht. Natürlich wird auch danach geschaut, wie sich das Trink- und Schlafverhalten entwickelt hat. Heute steht auch die Untersuchung der Hüftgelenke an. Somit kann eine Hüftgelenksdysplasie und -luxation ausgeschlossen werden.

U4 [3 bis 4 Monate]

Hier wird die altersgerechte Entwicklung des Kindes überprüft und nach der Beweglichkeit des Säuglings geschaut. Weiterhin werden auch Reflexe, Motorik, Sinnes- und Geschlechtsorgane, sowie die Haut überprüft.

Wie auch bei allen anderen Untersuchungen, wird das Gewicht, die Motorik und das Nervensystem in Augenschein genommen.

U5 [6 bis 7 Monate]

Hier stehen im Grunde dieselben Untersuchungen wie bei der U4 an. Natürlich können bei jeder U-Untersuchungen auch spezielle Fragen von Euch Eltern beantwortet werden.

U6 [10 bis 12 Monate]

Es steht die altersgemäße Entwicklung im Vordergrund. Hier werden ins besonders die Augen untersucht. Nun wird auch zum ersten Mal die sprachliche Entwicklung Eures Kindes ein Thema.

Bei jeder dieser Untersuchungen sind die Größe und das Gewicht ein wichtiger Bestandteil. Hier wird die Perzentilen-Kurve im U-Heft zur Hilfe genommen. Diese ist von der WHO vorgegeben. Der Kinderarzt trägt bei jeder Untersuchung die Werte ein und kann so die Entwicklung Eures Kindes beurteilen. Zu starke Abweichungen von der Norm kann der Arzt dann sofort erkennen. Eventuellen Wachstumskrankheiten kann dadurch schnell entgegengewirkt werden.

Hier ein Auszug dieser Tabelle bis zum vollendeten ersten Lebensjahr Eures Babys.

Mädchen

Alter	P3	P15	P25	P50	P75	P85	P97
0 M.	45,6	47,2	47,9	49,1	50,4	51,1	52,7
1 M.	50,0	51,7	52,4	53,7	55,0	55,7	57,4
2 M.	53,2	55,0	55,7	57,1	58,4	59,2	60,9
3 M.	55,8	57,6	58,4	59,8	61,2	62,0	63,8
4 M.	58,0	59,8	60,6	62,1	63,5	64,3	66,2
5 M.	59,9	61,7	62,5	64,0	65,5	66,3	68,2
6 M.	61,5	63,4	64,2	65,7	67,3	68,1	70,0
7 M.	62,9	64,9	65,7	67,3	68,8	69,7	71,6
8 M.	64,3	66,3	67,2	68,7	70,3	71,2	73,2
9 M.	65,6	67,6	68,5	70,1	71,8	72,6	74,7
10 M.	66,8	68,9	69,8	71,5	73,1	74,0	76,1
11 M.	68,0	70,2	71,1	72,8	74,5	75,4	77,5
12 M.	69,2	71,3	72,3	74,0	75,8	76,7	78,9

Jungen

Alter	P3	P15	P25	P50	P75	P85	P97
0 M.	46,3	47,9	48,6	49,9	51,2	51,8	53,4
1 M.	51,1	52,7	53,4	54,7	56,0	56,7	58,4
2 M.	54,7	56,4	57,1	58,4	59,8	60,5	62,2
3 M.	57,6	59,3	60,1	61,4	62,8	63,5	65,3
4 M.	60,0	61,7	62,5	63,9	65,3	66,0	67,8
5 M.	61,9	63,7	64,5	65,9	67,3	68,1	69,9
6 M.	63,6	65,4	66,2	67,6	69,1	69,8	71,6
7 M.	65,1	66,9	67,7	69,2	70,6	71,4	73,2
8 M.	66,5	68,3	69,1	70,6	72,1	72,9	74,7
9 M.	67,7	69,6	70,5	72,0	73,5	74,3	76,2
10 M.	69,0	70,9	71,7	73,3	74,8	75,6	77,6
11 M.	70,2	72,1	73,0	74,5	76,1	77,0	78,9
12 M.	71,3	73,3	74,1	75,7	77,4	78,2	80,2

Quelle: familie.one

Zum Verständnis hier die Parameter, und deren Erklärung.
Eine Perzentile von 3, sprich P3 bedeutet, dass 3 % der Kinder kleiner sind und 97% der Kinder größer.

P15 bedeutet analog, 15 % der Kinder sind kleiner und 85 % größer.

Bei P50 bedeutet das, dass 50% kleiner und 50% größer sind. Womit dies der Durchschnittswert ist. Diese Aufteilung ist für die anderen Perzentilen analog anzuwenden.

Eine Abweichung vom P50-Wert ist erst einmal als normal anzusehen. Schließlich gibt es auch kleine oder auch große Babys. Also ist die Größe erst einmal nicht ausschlaggebend für die normale Entwicklung des Kindes.

Die Grenzwerte liegen bei den P15 und P85 Werten.
An diesen beiden Werten orientiert sich primär mal der Kinderarzt. Er wird sich diese Entwicklung ganz genau ansehen. Eventuelle Wachstumsstörungen kann er durch sie erkennen.

Natürlich kann es auch andere Gründe als die Genetik für Wachstumsstörungen geben.

Diese können sein:

- Krankheiten
- Konsum von Zigaretten, Drogen oder Alkohol in der Schwangerschaft oder auch während des Stillens
- Bewegungsmangel
- Unterernährung
- Zu wenig Schlaf

Wenn Ihr diese 6 Untersuchungen hinter Euch gebracht habt, stehen erst einmal keine weiteren geplanten Untersuchungen in absehbarer Zeit an. Die nächsten U-Untersuchungen lassen auf sich warten, sind aber in dem Gelben Heft vermerkt. Ihr habt hoffentlich ein gesundes und munteres Kind, das die Welt erforscht.

ENTWICKLUNGSSTADIEN - MONAT FÜR MONAT

Ihr habt bestimmt auch schon einiges gehört und gelesen, was die Entwicklung eines Babys angeht. Hier ist manchmal weniger mehr, und deshalb halten wir im folgenden Kapitel das wichtigste Fest. Ihr müsst Euch aber im Klaren darüber sein, dass sich jedes Kind unterschiedlich entwickelt und dies zudem in seinem ganz eigenen Tempo tut. Also brecht nicht gleich in Panik aus, wenn Euer Baby nicht der Norm entspricht. Falls Ihr Euch dennoch Gedanken darüber macht oder Euch Zweifel kommen, kontaktiert Euren Kinderarzt, ob Ihr mit Eurem Verdacht richtig liegt.
Im Folgenden zeigen wir Euch auf, welche verschiedene Bereiche sich im ersten Lebensjahr Eures Babys entwickeln und wo die Durchschnittswerte liegen. Da dies ein richtig großes Gesamtpaket ist, ist es auch fast normal, dass sich die Kinder nicht in allen Bereichen der Norm entsprechend entwickeln. Jedes Kind hat unterschiedliche Entwicklungstempos in den verschiedenen Bereichen. Also gebt ihm Raum und Zeit, um das alles gut zu überstehen.

Visuelle Entwicklung

Bei der Geburt:

Euer Baby kann momentan nur im Nahbereich von 20 bis 25 cm Schemen erkennen. Es sieht noch unscharf und kann hell und dunkel unterscheiden. Formen, Farben und Muster kann es schon im Ansatz erkennen. Jetzt schaut es Euch am liebsten ins Gesicht und betrachtet Euch.

Zwischen dem 3. und 4. Monat:

Euer Baby sieht nun auch etwas entferntere Gegenstände und auch Menschen. Es kann nun auch mit den Augen folgen. Ihr könnt das erkennen, wenn Ihr Euch dem Baby nähert und auch wieder weglauft.

Ab dem 7. Monat:

Jetzt erkennt Euer Baby auch Dinge, die nicht in direkter Nähe sind. Es fängt an, danach zu greifen. Jetzt bekommt Ihr also die ersten Streicheleinheiten von Euren Babys. Freut Euch darauf!

Akustische Entwicklung

Geburt

Euer Baby zuckt bei lauten Geräuschen zusammen, weil es sich erschreckt. War im Mutterleib noch jedes Geräusch gedämpft, ist es nun jeder realen Lautstärke ausgesetzt. Daran muss es sich erst gewöhnen.

3-5 Wochen alt

Euer Baby reagiert, wenn Ihr im Abstand von ca. 20 cm leise Geräusche erzeugt. Es lauscht jetzt ganz genau auf alle Geräusche und natürlich auch auf Stimmen. Es beginnt, diese auseinander zu halten.

Ab und zu kommen jetzt auch schon Laute von Eurem Baby.

2-4 Monate

Das Baby kann Euch zwar noch nicht sehen, aber jetzt könnt Ihr Euer Baby ganz bewusst beruhigen, indem Ihr Euch mit Ihm unterhaltet. Jetzt bekommt Ihr auch so langsam „Antworten".

6-7 Monate

Euer Baby fängt an zu plappern und kann sich mit Euch nun in seiner ganz eigenen Sprache unterhalten.

Erste erkennbare Laute kommen nun zum Einsatz wie „mam ma ma". Jetzt könnt Ihr Euch auch am Lachen Eures Kindes erfreuen. Das Gehör wird immer besser. Nun reagiert das Baby auch auf das Klingeln an der Haustür. Es dreht seinen Kopf in die Richtung, aus der das Geräusch kommt. Jetzt reagiert das Baby auch auf unbekannte Geräusche. Es könnte unruhig werden oder sogar anfangen zu weinen, wenn Geräusche es erschrecken oder einfach nur zu laut sind. Nehmt es in den Arm und zeigt ihm, was hier nun solche Geräusche macht, so dass es beruhigt ist.

Wichtige Hinweise, in welchen Fällen Ihr besonders achtsam sein solltet und den Rat des Kinderarztes einholen solltet:

- Es bestehen bei Euch geringste Zweifel, ob Euer Baby gut hört.
- Möglichkeit eines genetischen Gehörschadens (wenn in der Familie bereits Auffälligkeiten vorhanden sind)
- Auch Kinder, die kein Hörvermögen besitzen, plappern und geben in den ersten Monaten Laute von sich. Da diese Kinder jedoch niemals eine Antwort hören, entwickelt sich diese Fähigkeit rückläufig.

Kommunikative Entwicklung

Bis zu einem Monat

Euer Baby kann sich leider noch nicht mitteilen. Es schreit. Es kann bereits jetzt die Gefühle durch Eure Stimmlage erkennen.

Zwischen dem 2. und 3. Lebensmonat:

Endlich kann es sich mit einfachen Gurr-Lauten bemerkbar machen. Nach wie vor kann es Euch nicht verstehen. Zumindest nicht in dem Sinne, wie Ihr Verstehen deutet.

Ab dem 3. Lebensmonat

Euer Baby fängt nun an richtig zu Lachen, einzelne Vokale wie „ aaaaa" oder „uuuuuu" sind nun laut und deutlich zu hören. Es quietscht und probiert seine Stimme bei weiteren Lauten, wie dem Brummen oder Kreischen aus. Euer Baby erkennt mittlerweile, wenn es angesprochen wird und eventuell reagiert es schon auf seinen Namen.

6. bis 9. Lebensmonat

Jetzt ist das Plappern voll angesagt – tagein und tagaus.
Nun könnt Ihr Euch mit Eurem Baby unterhalten. Über „dadada" oder „dududu" ist nun Eure erste Konversation möglich. Freut Euch! Nun kann sich Euer Baby endlich mitteilen.

Zwischen dem 9. und dem 13. Lebensmonat

Erste Worte mit Hilfe von verdoppelten Silben kommen nun über die Lippen Eures Babys. Es kann nun auch körperlich antworten. Es kann winken, wenn Ihr Euch verabschiedet. Es schüttelt mit dem Kopf, wenn es nein sagen will, nickt bei Zustimmung. Nun kann es schon recht konkret reagieren, wenn es etwas gefragt wird.

Bei der sprachlichen Entwicklung ist das Hören besonders wichtig. Nur wer hört, kann auch sprechen.

- Sprecht mit Eurem Baby von Anfang an. Erklärt ihm, was Ihr gerade so tut („Jetzt wickel ich Dich").
- Lieder oder Fingerspiele liebt Euer Baby geradezu und kann sie gar nicht oft genug hören und sehen. Deshalb wiederholt diese immer wieder. Ihr werdet sehen, wieviel Spaß das Baby daran hat.
- Lest gemeinsam mit Eurem Baby immer wieder einfache Bilderbücher. Kinder lieben es, zu erfahren, wie wer wo was macht.
- Benennt die Dinge beim Namen („das ist ein Ball" oder „das ist eine Blume"). Euer Kind wird mit der Zeit die Dinge wiedererkennen oder irgendwann versuchen, die Wörter nachzusprechen.

Motorische Entwicklung

Im Alter von 3 Monaten

Euer Baby kann den Kopf selbständig aufrecht halten, wenn es auf dem Bauch liegt oder auch wenn es gehalten wird. Es macht sich vertraut mit seinen Händen und Fingern.

Zwischen dem 3. und 7. Lebensmonat

Euer Baby fängt an, sich selbständig zu drehen. Zuerst zur Seite, dann vom Rücken in die Bauchlage und auch wieder zurück. Das Baby greift jetzt auch bewusst nach Gegenständen und hält diese mit beiden Händen fest.

Vom 7. bis zum 10. Lebensmonat

Nun kommt Bewegung in die Sache. Euer Baby fängt an, sich fortzubewegen. Es beginnt zu robben oder auch zu kriechen. Greifen mit einer Hand kommt nun ins Spiel. So können kleinere Spielsachen die Hand während des Spielens wechseln. Auch den sogenannten Scherengriff zwischen Daumen und Zeigefinger erlernt das Baby in dieser Zeit.

Mit 10 Monaten

Nun kann Euer Baby alleine sitzen und mit beiden Händen spielen. Der sogenannte Pinzettengriff wird nun perfektioniert. Jedes noch so kleine Krümelchen wird zwischen Daumen und Zeigefinger genommen und untersucht.

9 bis 15 Monate

Euer Baby kann sich nun an Gegenständen hochziehen und an Möbelstücken entlanglaufen.

9 bis 18 Monate

Während einige Babys noch nicht selbstständig laufen können, setzen sich andere Babys nun von alleine in Bewegung. Lasst Eurem Kind die Zeit, die es benötigt, um voller Selbstvertrauen loszulaufen! Denkt daran, nun kann es hinlaufen, wohin es möchte 😊 ... und seid genauso schnell hinter ihm her.

GANZ WICHTIG

Bitte kauft keine Gehhilfen. Diese gehen mit einem hohen Unfallrisiko einher und hindern die Entwicklung des Kindes.

Bitte lasst Eurem Kind genau so viel Zeit, wie es benötigt, um selbständig zu sitzen oder auch zu stehen. Auch das richtige Fallen muss gelernt werden!

Um Eurem Kind in dem jeweiligen Entwicklungsstadium zu helfen, lasst ihm so viel Aufmerksamkeit wie nur möglich zu teil werden. Schafft ihm einen großen sicheren Bewegungsfreiraum. Sprecht oder singt viel mit dem Baby, so dass es mit möglichst vielfältigen Reizen konfrontiert wird.

Auch der Umgang mit anderen Kindern fördert natürlich die Entwicklung des Babys. Je mehr es sieht oder auch hört, desto mehr ist es bemüht, zu lernen. Also, vielleicht lässt es Eure Zeit zu und Ihr trefft Euch mit anderen Familien mit Kleinkindern, so dass Eure Kinder gegenseitig voneinander profitieren können.

Und noch ein kleiner Hinweis: Sprecht mit Eurem Kind nicht in Baby-Sprache. Es versteht Euch ganz gut und lernt durch die normale Sprache viel besser die einzelnen Worte, kann sie dann früher besser bzw. korrekt aussprechen, was dazu führt, dass es sich besser mitteilen kann.

Lasst ihm jeden Tag ganz viel Liebe zuteilwerden, denn das ist das Mittel für die kindliche Entwicklung. Zeit ist Euer kostbarstes Gut. Teilt sie mit Eurem Kind, so wird es sich gut entwickeln.

Noch ein weiterer kleiner Hinweis: Es gibt natürlich auch Linkshänder. Zwingt Euer Kind nicht, die rechte Hand zu benutzen. In den ersten Monaten kann es die Unterscheidung eh noch nicht konkret umsetzen, doch es kann zu Entwicklungsstörungen kommen, wenn Ihr es zu einem Rechtshänder umerziehen wollt.

Störungen, die sich meist erst später entdecken lassen, oftmals wenn es schon zu spät ist. Also, lasst der Entwicklung seinen freien Lauf. Es ist doch schließlich egal, welches die führende Hand ist.

Und natürlich auch hier der Hinweis an Euch

Sobald Ihr der Meinung seid, dass sich Euer Kind nicht richtig entwickelt oder bei all seinen Bewegungen noch sehr unsicher oder auch ungeschickt ist, werdet bei Eurem Kinderarzt vorstellig.

Mentale Entwicklung

Zwischen dem 6. und 8. Monat

Euer Baby fängt an, die Welt zu verstehen. Es erkennt nun einzelne Gegenstände und kann sie benennen, wenn Ihr danach fragt. Ihr werdet sehen, dass, wenn Ihr nach dem Ball fragt, Euer Baby Euch den Ball zeigen wird.

Zwischen dem 8. und 9. Monat

Nun entwickelt Euer Baby sein erstes Gedächtnis. Jetzt kann es auch das Handtuch beiseiteschieben und den Teddy wiederfinden. Und es wird Euch suchen, wenn Ihr Euch hinter dem Vorhang versteckt.

Das Gehirn Eures Babys ist die Schaltzentrale. Hier muss alles verarbeitet werden, was es lernt. Das ist zum Teil ziemlich anstrengend. Im Gehirn laufen, insbesondere im ersten Jahr unheimlich viele Programmiervorgänge ab. Euer Baby lernt das Gehörte zu verstehen und anschließend in Laute umzusetzen und Euch auch zu antworten.

Die Koordination von allen Körperteilen und deren Funktionen muss das Baby erst erlernen, deshalb ist es sehr wichtig, dass es Regenerationsphasen bekommt, um das Erlebte einfach nur abspeichern zu können oder zur Ruhe zu kommen, um für die nun folgende Verarbeitung genügend Energie zu besitzen. Sorgt dafür, dass es ausreichend und gut schläft. Vielleicht fällt dies gelegentlich schwer. Dann fahrt einen Weg im Kinderwagen bzw. im Buggy mit dem Kind, den es kennt, der langweilig ist. Die Chance, dass es sich in dieser Zeitspanne den notwendigen Schlaf genehmigt, ist sehr groß.

Emotionale Entwicklung

Bis zur 6. Woche

Euer Baby setzt sich mit seinem Wohlbefinden auseinander, erkennt Stimmen und reagiert auf wohlige Geräusche.

Ab der 6. Woche

Euer Baby erkennt fröhliche Gesichter und empfindet dadurch auch Freude. Ihr werdet beobachten können, dass Babys lieber in freundliche Gesichter blicken als in traurige.

Zwischen dem 3. Und 4 Lebensmonat

Nun kann Euer Baby verschiedene Emotionen unterscheiden, wie Freude, Ärger oder auch Traurigkeit.

Mit 4 bis 9 Monaten

Das Baby reagiert nun auf Eure Emotionen und lässt sich davon beeinflussen.

Ab dem 6. bis zum 8. Monat

Nun kommt es zu dem sogenannten „Fremdeln". Euer Baby beginnt sich zu fürchten, wenn Ihr nicht da seid oder fremde Personen auf es zukommen.

Ab dem 9. Monat

Das Baby beginnt ebenso zu reagieren, wie es die Reaktionen bei Euch sehen kann. Wenn Ihr freudvoll reagiert, wird es Euer Baby ebenfalls. Wenn Ihr auf eine Situation oder ein Geräusch ärgerlich reagiert, wird das auch Euer Baby tun. Ab sofort könnt Ihr noch deutlicher sehen und auch spüren, dass Ihr als Vorbildfunktion dient.

Wie Ihr seht, entwickelt sich auch die Gefühlswelt Eures Babys erst mit der Zeit. Manche Gefühle kennt es bereits von Geburt an, manche kommen erst mit der Zeit hinzu.

Und nicht vergessen! Babys übernehmen ganz leicht Euren Stress und Nervosität. Seid Ihr ruhig, wird sich auch Euer Baby beruhigen! Wir wissen ja: In der Ruhe liegt die Kraft. Eine Weisheit, die das Kind gerne von Anfang an wissen sollte.

Entwicklung fördern

Bei einem gesunden und munteren Baby könnt Ihr die individuelle Entwicklung zwar nicht beschleunigen aber Ihr könnt sie unterstützen und damit bekommt Ihr ein rundum glückliches Baby.

Babys sind von Natur aus sehr neugierig und diese Tatsache könnt Ihr Euch zu nutzen machen. Je mehr Ihr Euer Baby an unterschiedlichen Dingen zum Spielen und Entwickeln anbietet, desto mehr wird es sich darauf einlassen. Natürlich müsst Ihr hier auf altersgerechte Spiele achten und das Baby nicht überfordern. Als Folge könnte es gelangweilt sein, weil es ja noch nicht versteht, was ihr von ihm wollt.

Das wichtigste also zusammengefasst: Nehmt Euer Baby ernst und geht auf seine Vorlieben ein. Je mehr Ihr Euch mit ihm unterhaltet, mit ihm spielt und singt, desto mehr wird es gefordert und wird sich, aufgrund seines Spieldrangs, mit Freude auf Euch einlassen. Verwöhnt Euer Baby mit Liebe und Zärtlichkeit. So lernt es mit seinem Körper umzugehen. Erforscht gemeinsam die Hände, das Gesicht, den Bauch, die Beine und die Zehen. Babys sind sehr beweglich, und können mit Leichtigkeit ihre eigenen Zehen in den Mund nehmen.

Zeigt ihm verschiedene Formen, Farben und auch Größen. Beschäftigt Euch mit der Natur und den darin lebenden Pflanzen und

Tieren. Hört gemeinsam Musik und lasst Euer Baby an Eurem Alltag teilnehmen. Je mehr Ihr Eurem Baby zeigt, desto mehr wird es lernen.

Ein Baby ist am Anfang wie ein leeres Gefäß. In den ersten Jahren entscheidet Ihr beide, mit was es gefüllt wird.

Liebe und Zärtlichkeit, Zeit und Geduld. Damit ist ein guter Anfang getan.

Zusammengefasst

- Sprecht und singt jeden Tag mit Eurem Baby!
- Spielt jeden Tag mit Eurem Baby!
- Verwöhnt Euer Baby täglich mit Liebe und Zärtlichkeit!
- Jedes Kind hat sein ganz eigenes Tempo, in dem es sich entwickelt.
- Alle Tabellen sprechen nur von Durchschnittswerten.
- Alles, was Spaß macht, fördert die Entwicklung.

Wir möchten Euch noch ein paar Spiele als Denkanstoß mit auf den Weg geben, damit Ihr für den Anfang mal ein paar Ideen habt, die Ihr aber mit Sicherheit noch ausbaut und mit der Zeit fallen Euch selbst bestimmt ganz viele Möglichkeiten ein, um mit Eurem Baby zu spielen.

Spiele bis zum 3. Lebensmonat

- Ein Mobile über dem Bettchen oder über dem Laufstall
- Kommt mit Eurem Gesicht ganz nah an das Eures Babys und lacht dabei
- Bewegt die Arme und Beine Eures Babys und singt ihm dabei vor
- Eine Spieluhr als Gute-Nacht-Einstimmung
- Haltet eine kleine Kinderrassel in die Nähe vom Gesicht Eures Babys
- Wenn Ihr Euer Baby wickelt, dann pustet ihm immer wieder an die Füßchen oder den Bauch

- Streichelt Euer Baby und singt dabei - Ihr werdet sehen, seine Händchen werden sich öffnen
- Schaukelt Euer Baby sanft in einer Decke hin und her

Spiele für Euer Baby, wenn es zwischen 4 und 6 Monate alt ist

- Macht Geräusche mit allem Möglichen. Euer Baby freut sich schon, wenn Ihr einfach ein Papier zerknüllt und es ihm zeigt.
- Lasst Euer Baby nach Dingen greifen.
- Jetzt beginnt die Phase, in dem alles in den Mund genommen wird. Achtet also darauf, was Ihr Eurem Baby gebt. Aber alles was Geräusche macht, ist gut. Natürlich immer auf die Lautstärke achten.
- Macht mit Eurem Baby Fingerspielchen.
- Nun könnt Ihr Euer Baby auch quer über Eure Oberschenkel legen und lasst es nach seinen Spielsachen greifen. Das macht nicht nur Spaß, sondern stärkt zudem die Muskulatur.
- Jetzt wird auch ein kleiner Ball interessant – natürlich groß genug, damit er nicht verschluckt werden kann

Wenn Euer Baby zwischen 6 und 9 Monaten alt wird werden neue Spiele interessant

- Nun ist das Spielen mit den eigenen Füßen und Händen total spannend.
- Euer Baby will nun alleine die Spieluhr aufziehen oder ein Papier zerknüllen, um zu sehen, welche Geräusche dabei entstehen.
- Jetzt ist es auch sinnvoll über einen Laufstall nachzudenken, in dem Euer Baby alleine nach seinen Spielsachen greifen kann und evtl. damit beginnen kann, zu robben oder auch sich an den Stäbchen hochzuziehen. Bleibt dabei aber auf jeden Fall in direkter Nähe.

- Legt Spielzeuge in die Nähe Eures Kindes. Ihr werdet sehen, es versucht sich zu drehen, um es zu greifen.

Ab dem 10 Monat ist Euer Baby dann nicht mehr zu halten

- Jetzt beginnt Euer Baby zu Winken.
- Es will den Ball rollen lassen.
- Jetzt könnt Ihr beginnen, einfache Versteckspiele zu spielen.
- Krabbelt mit Eurem Baby um die Wette.
- Es hat nun Spaß daran, sich überall hochzuziehen und erste Gehversuche zu unternehmen.

Bedenkt bei allem, was Ihr gemeinsam macht

- Spielen ist jeden Tag ein „Pflichtprogramm", das Spaß machen soll.
- Pädagogisch wertvoll ist hier nicht an oberster Priorität. Hier geht es darum, mit Eurem Baby gemeinsam die Welt zu entdecken!
- Achtet auf das Baby! Spielen ist anstrengend, weshalb zwischendurch auch die kleinen Energiebündel eine kleine Pause brauchen.
- Alltagsgegenstände sind meistens die besten Spielsachen, wie zum Beispiel ein Kochlöffel oder eine leere Plastikflasche.
- Achtet darauf, dass eine Interaktion zwischen Euch und Eurem Kind stattfindet. Nicht, dass Euer Kind Euch nur beobachtet und sich selbst nicht einbringt.
- Überfordert Euer Baby nicht mit Spielen, die es einfach nicht begreift. Vielleicht ist es einfach noch zu klein dafür.
- Spaß ist das Wichtigste beim Spielen.

Ich denke, Eure Phantasie ist nun angeregt und Ihr könnt es kaum erwarten, mit Eurem kleinen Schatz durch die Wohnung zu robben. Viel Spaß dabei! Genießt es in vollen Zügen!

TOLLE EREIGNISSE IM 1. JAHR

Das erste Lebensjahr des Kindes hat es wirklich in sich. Sowohl für das Kind als auch für die Eltern. Irgendwie müsst Ihr es schaffen, Euch alle Nase lang auf eine neue Situation einzustellen. Doch neben dem Alltäglichen, neben den Meilensteinen, die das Kind hinter sich lässt, stehen viele andere Dinge auf dem Plan, die zum Teil recht einfach über die Bühne gehen, zum Teil aber auch viel Vorlauf benötigen.

Zum einen dürft Ihr Euch selber nicht vergessen. Die Papas gehen brav zur Arbeit. Die Mamas haben vermutlich, wenn sie nicht Vollzeit-Muttis sind, für dieses erste Lebensjahr Erziehungsurlaub eingereicht. Damit steht Euch alle Zeit der Welt zur Verfügung, um Euch voll und ganz auf das Baby einzulassen. Trotzdem müssen zwischen all den Terminen mit dem Kind auch Zeiten vorhanden sein, in denen Ihr zusammen oder auch alleine bzw. mit den jeweiligen Freunden etwas unternehmt. Zum anderen gibt es auch für die Erwachsenen Termine, die man zwar gerne aufschiebt, ihnen letztlich nicht entkommen kann. Hierzu gehören Arzttermine, Amtsangelegenheiten, die nur persönlich erledigt werden können und Ähnliches.

Ja, und dann gibt es noch diese ganz besonderen Vorhaben, die nur im ersten Lebensjahr durchgeführt bzw. eingeleitet werden können. Vorhaben und Ereignisse, die man einfach nicht missen möchte, auch wenn sie zum Teil sehr kurzlebig sind. So kann man nur einmal professionelle Fotos von seinem Neugeborenen machen, nur einmal mit dem Babyschwimmen beginnen und das Einführen in die Religionsgemeinschaft feiern.

Viele Eltern denken über diese Dinge im Vorweg eher wenig nach. Schließlich wollen sie zunächst nur, dass das Kind erst einmal gesund das Licht der Welt erblickt. Doch kaum ist es da, denkt man auch nicht mehr daran, weil das neue Zusammenleben in der Familie so faszinierend ist. ABER wenn man das entsprechende Zeitfenster verpasst, wird man es später bereuen. ALSO: Es bleibt nichts anderes übrig, als sich bereits in der Schwangerschaft mit diesen Dingen zumindest schon einmal gedanklich zu befassen. Vielleicht ist eine entsprechende Buchung, eine vorausschauende Planung nicht jedermanns Sache. Doch sollte man sich nicht so sehr alleine auf den Weg machen wollen. Wozu gibt es Familie und Freunde? Sicherlich helfen sie, die notwendigen Informationen zusammen zu tragen und vielleicht auch einige Daten auf der Check-Liste abhaken. Noch habt Ihr die Zeit und die Ruhe, Euch mit den Helfers-Helfern zusammenzusetzen. Ist das Kind erst einmal da, wird dies ein unruhiges Unterfangen.

Lasst Euch von diesen tollen Angeboten nicht verunsichern. Nicht alle können angenommen werden. Nicht alle sind gleich interessant. Wählt sie nach Euren eigenen Vorlieben. Letztlich sind doch alle mit einzigartigen Erinnerungen behaftet.

Foto-Shooting/ Passbild

Viele Fotografen bieten ein Neugeborenen-Special an. Dabei handelt es sich um ein Foto-Shooting bis zur 6. Lebenswoche mit dem Baby. Ob alleine oder mit den Eltern, diese Chance sollte man sich nicht entgehen lassen. Die Fotos sind einmalig und können nur zu diesem Zeitpunkt so wundervoll gemacht werden. Nicht nur die Omas werden diese Abzüge lieben! Viele Kliniken bieten diesen Service bereits in den ersten Tagen nach der Geburt an. Wenn Ihr Euch dafür entschieden habt, erledigt das am besten gleich, denn in der Klinik könnt Ihr das noch gut in Eurem Terminkalender unterbringen. Im Alltag zuhause gestaltet es sich oftmals schwierig, auch noch diese Sondertermine wahrzunehmen.

Wird ein Kinderreisepass benötigt? Dann ist natürlich auch ein Passbild notwendig. Dies kann natürlich gleich bei dem Foto-Shooting mitgemacht werden. Auch Kinder benötigen ein Passbild in ihrem Reisepass. Ist das Bild vorhanden, kann der Reisepass beim zuständigen Ortsamt beantragt werden.

Taufe - Checkliste

Falls Ihr Euer Baby getauft wird, werdet Ihr Euch mit einigen Fragen auseinandersetzen. Was bedeutet es, Euer Kind taufen zu lassen? Welche Taufpaten nehmt Ihr? Wie und wo wollt Ihr das feiern? Was bedeutet die Taufe für Euch Eltern?

Im Vorfeld macht Ihr ja einen Termin für die Taufe aus. Anschließend daran findet das Taufgespräch mit dem geistlichen Vertreter Eurer Gemeinde statt.

Er wird Euch nach Eurem Glauben fragen und ob Ihr Euer Baby im christlichen Glauben erziehen wollt.

Im Anschluss daran solltet Ihr Euch Gedanken über die Taufpaten Eures Babys machen. Viele Eltern entscheiden sich für Verwandte oder auch Freunde der Familie. Auf jeden Fall werden es Menschen sein, denen Ihr vertraut und im Ernstfall auch das Leben Eures Babys anvertrauen könnt. Es ist zwar nicht mehr so, dass das Sorgerecht, im Falle Eures Ablebens, an die Paten fällt, aber Ihr gebt Eurem Kind zwei oder mehr weitere Menschen an die Hand, die ihm in schwierigen Situationen helfen können.

Fragt die Taufpaten und freut Euch, wenn Sie mit Begeisterung diese verantwortungsvolle Aufgabe im Leben Eures Kindes übernehmen wollt.
Für die Taufe benötigt Ihr auch eine Taufkerze.
Hier ist Eurer Kreativität keine Grenzen gesetzt. Mittlerweile gibt es ja massig Anbieter im Internet. Wenn Ihr noch auf Oldschool steht, dann gibt es tatsächlich auch noch das Handwerk des Kerzenziehens, das noch ausgeübt wird und dann könnt Ihr hier eine individuelle Kerze bestellen.

Viele Familien feiern solch eine Taufe ganz groß mit der ganzen Familie in einem schönen Lokal. Wenn Ihr dazu zählt, dann denkt daran, auch hier einen Termin zu vereinbaren.

Den Termin zur Taufe macht ihr natürlich mit dem Pfarramt aus. Das Pfarramt benötigt auch den Nachweis, dass Eure Paten im christlichen Glauben leben und Mitglied in der Kirche sind. Also, plant hier ein paar Tage ein, bis der Nachweis ins Haus flattert.

Also, wenn Ihr an alle Terminabsprachen gedacht habt, die Taufpaten und die Taufkerze habt, steht einer schönen Taufe ja nichts mehr im Wege.

Vielleicht noch ein Gedanke zum Schluss. Es ist immer schön, wenn der Taufe ein bestimmter Taufspruch zugrunde liegt.
Hier könnt Ihr Euren Geistlichen fragen, der kann Euch mit Sicherheit einige Passagen aus der Bibel an die Hand geben, aus denen Ihr Euch eine aussuchen könnt. Der Taufspruch könnte dann auch auf den Einladungskarten verewigt werden.

Viel Spaß bei Eurem großen Tag, an dem Ihr Euer Baby in Eurer Kirche willkommen heißt!

Hier nochmal eine kleine Checkliste

- Wann soll die Taufe stattfinden?
- Wer wird Taufpate?
- Wo feiern wir?
- In welcher Kirche soll unser Kind getauft werden?
- Überlegt Euch einen Taufspruch
- Besorgt eine Taufkerze
- Macht eine Gästeliste

Babymassage

Wie wäre es mit einem Kurs „Babymassage“? Die Massage verschafft nicht nur Entspannung und Erleichterung, beispielsweise bei Bauchschmerzen, es schafft auch Verbindung und Vertrauen zwischen Mutter und Kind. Natürlich kann auch der Vater an diesem Kurs teilnehmen. Viele Hebammen oder auch Volkshochschulen bieten diese Kurse an.

PEKIP-Kurse

PEKIP-Kurse (Prager Eltern-Kind-Programm) stehen aktuell recht hoch im Kurs. Der Kurs wird von Sozialpädagogen und speziell geschulten und zertifizierten Personen mit einer PEKiP-Ausbildung geleitet. Ein solcher Kurs kann nach der U3, also ab ca. 6 Wochen besucht werden. Der besondere Mehrwert liegt in der Stärkung der Eltern-Kind-Beziehung. Weitere Ziele sind:

- Motorische und geistige Entwicklungsförderung durch Spiele, Animation und anderen Anregungen durch die Kursleiter
- Sozialer Kontakt zu Gleichaltrigen
- Erfahrungsaustausch der Eltern untereinander.

In manchen Gemeinden bekommt man nach der Geburt Gutscheine für einen dieser Kurse, so dass Ihr diesen kostenlos besuchen könnt.

Rückbildungskurse

Der Rückbildungskurs der Mama, der für jede Mutter empfohlen wird, wird oftmals auch mit Kind angeboten. Natürlich wieder als Angebot der Hebamme. Der Kurs wird von der Krankenkasse übernommen. Die anderen Kurse gelten zwar als Frühförderung, müssen aber privat bezahlt werden.

Tanzkurse

Neuerdings bieten Tanzschulen und Sportvereine Tanzkurse für Mutter und Kind an. Die Mutter hat das Kind in der Babytrage oder dem Babytuch vor dem Bauch und dann wird aus vollem Herzen mit Gleichgesinnten getanzt. Die Mamas haben viel Spaß am

Tanzen an sich. Die Babys quietschen vor Freude, weil es auch ihnen einfach Spaß macht mit Mama durch den Saal zu tanzen.

Babyschwimmen

Ein tolles Angebot ist das Baby-Schwimmen. Beiden tut Schwimmen sehr gut und macht sehr viel Spaß. Auch der Vater kann an dem Spaß teilhaben. Es gibt Kurse für das Babyschwimmen ab 3 Monate.

Nachsorgetermine bei der Hebamme/ Frauenarzt /Arzt

Die Nachsorgetermine bei der Hebamme sowie dem Frauenarzt sind sehr wichtig. Auch andere Arzttermine sollten nicht unter den Tisch fallen. Hierzu gehören unter anderem der Zahnarzt, Augenarzt, aber natürlich auch ganz normale Untersuchungen beim Hausarzt. Und solltet Ihr krank werden, lasst Euch ruhig „krankschreiben". Habt Ihr für ein gutes Netzwerk gesorgt, können die Omas und Opas oder Geschwister oder Freunde bestimmt einspringen und sich um Euch kümmern. Im Zweifelsfall springen auch die ehrenamtlichen Damen des Welcome ein, um bei einer schweren Erkrankung die Familie zu unterstützen.

Einige Termine im ersten Lebensjahres Eures Kindes finden jedoch ohne das Kleine statt. Es ist wichtig, dass Du und Dein Mann als Paar Bestand habt. Dazu gehört nun einmal auch, dass Ihr Euch Zeit füreinander nehmt. Geht zum Essen aus oder ins Kino oder Theater. Geht zum Tanzen. Euch wird schon etwas einfallen. Die Omas und Opas werden selig sein, sich um ihre Enkel kümmern zu dürfen. Sollte es tatsächlich keine „echten" Omas geben, kann auch ein ganz normaler Babysitter die Betreuung auch für ein paar Stunden übernehmen. Ganz sicher!

SCHLUSSWORT

Ohne Kinder fehlt im Leben etwas. Viele Menschen haben diesen Ausspruch bereits in die Welt hinausgeschrien. Wer bisher noch nicht geglaubt hat, dass sie allesamt Recht haben, wird es spätestens in dem Augenblick verstehen, wenn man sein erstes Kind im Arm hält.

Keine Frage – es wird eine anstrengende, aber auch aufregende Zeit, die wir Großen mit ihnen verbringen dürfen. Sie sind die einzigen Menschen auf der Welt, die die Berechtigung besitzen, uns an den Rand des Wahnsinns zu treiben und dafür auch noch herzlich in den Arm genommen werden. Sie sind die einzigen Menschen auf der Welt, die uns das Letzte abverlangen dürfen. Und mehr! Für sie werden wir alle Grenzen überschreiten und alle Richtlinien, die wir selber erstellt haben, mit Sicherheit mehr als einmal verbiegen, damit es passend ist. Das Tollste aber ist, dass wir mit ihnen lernen dürfen. Jede Lektion, die sie durchlaufen, jede neue Erfahrung, die sie machen – wir stecken mitten drin und lernen ebenfalls dazu. Oder werden bestätigt.

Kinder zu erziehen ist kein Ponyhof. Hier eine Zickenzone, da eine fürchterliche Rauferei. Da kommt kein Elternpaar drumherum. Doch die erste Zeit mit den Kleinen, diese wundervolle Zeit, in der man mit ihnen ein zweites Mal die Welt erobert, diese Zeit lässt sich mit Nichts in der Welt aufwiegen.

Macht Euch darauf gefasst, dass es die „perfekte Erziehung" nicht gibt. Habt Ihr mehrere Kinder, werdet Ihr ganz schnell feststellen, dass „perfekt" für jedes Kind anders aussieht. Das ist vollkommen normal, vollkommen okay. Lasst Euch einfach nicht beirren und bleibt dem Weg, den Ihr für Euch und Euer Kind eingeschlagen habt, treu! Es kommt der Tag, an dem Ihr stolz zu Eurem Kind aufschauen könnt und sagt: „Boah, ich hätte nie gedacht, dass ich tatsächlich alles richtig gemacht habe. Bin ich stolz auf meinen Großen / meine Große!" - Und jetzt fangt einfach klein an und begrüßt Euren kleinen Erdenbürger!

Wir sind nun am Ende angelangt. Wir hoffen, Ihr hattet Spaß an unserem Buch und fühlt Euch als werdende Eltern bestens gewappnet.

Wenn Euch das Buch gefallen hat, würden wir uns sehr über eine positive Rezension freuen. Schaut hierfür einfach in Euren Bestellungen bei Amazon nach.

Vielen Dank

Sonja und Alexander Uhlmann

Quellenverzeichnis

...Auszüge aus Richtlinien der EU über Säuglingsanfangsnahrung (91/321/EWG; 96/4/EG) im Vergleich zu Nährstoffgehalten in reifer Muttermilch...

...familienhandbuch.de...

...Papa, sei bereit! [„..."] ISBN-13: 978-1702581653...

...Mama, sei bereit! [„..."] ISBN-13: 978-1707889334...

...gelbe-liste.de...

Bildnachweise:
...ziegler-gehrt.de: Ernährungsplan für das 1. Lebensjahr, entwickelt vom Forschungsinstitut für Kinderernährung Dortmund...

Impressum

Herausgeber:
Jan Stoll
Seewiesenstraße 62
73329 Kuchen
Deutschland

Cover
Lauria (fiverr) | depositphotos.com

Cover Stockimages (Urheber)
oksun70 | depositphotos.com

Logo
prdaku (fiverr)